自然ぐすり　だとこころの不調をととのえる

日本第一

×

植物療法師的
天然家庭藥方

40 種常見食材、100 種香藥草、精油，
解決你 70 種日常健康需求

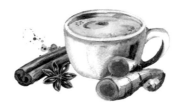

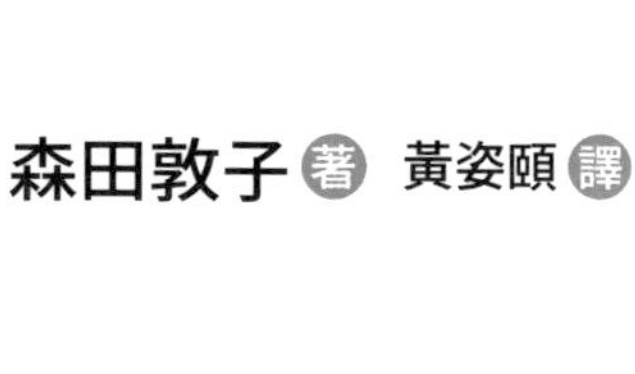

森田敦子 著　黃姿頤 譯

前言

我在愛知縣渥美半島的鄉村長大，植物對我來說就是一種「日常藥物」，跌倒擦傷了就敷上蘆薈，身體碰撞瘀青，就將里芋粉溶於水中，再加入艾草萃取液做成貼布。庭院和原野儼然就是我們家的藥局。將艾草或枇杷葉摘下、曬乾，也是我自幼養成的習慣。

讀大學時我來到東京，畢業後進航空公司擔任空服員，不規律的生活加上壓力，使得才剛進公司第二年的我，就因罹患職業性氣喘而不得不停職。在這段期間還併發異位性皮膚炎，類固醇藥物和支氣管擴張劑鎮日不離身，在這同時還曾因為種種因素被醫生告知「我想你應該很難懷孕」。我也曾精神緊繃到甚至無法言語。這些寶貴的經驗讓我體認到，心理和身體由一條看不見的細絲相互連結。但往後我究竟該如何活下去？在尚不了解也未深思熟慮下，我毅然決定學習法國友人曾告訴我的植物療法（phytotherapy）。

植物療法讓身心都恢復活力

一九九三年我下定決心離開工作五年的公司，遠赴法國巴黎第十三大學學習植物療法。巴黎第十三大學，是歐洲極少數可以透過醫藥學系的自然療法學，研究和學習植物療法的學校。在全人醫療的觀念下，我們除了學習知識，還要掌握心理帶給身體的影響，藉此在醫療現場將植物和香藥草當成一種治療方法，運用於臨床。

歐洲在植物科學方面年年都有新的研究發展，所以我在二〇一三年又提出申請，並且獲得再次進修的機會，並且現在也一直在學習，或許這是我需要用一生來學習的學問。

我在法國身體不適時，會先去所謂的香草藥局（herboristerie）向植物療法師說明自己的症狀，拿取香藥草或酊劑，提高身體自然痊癒的能力。

在法國的學習，讓我再次親身體驗到自小熟悉的植物力量。同時也讓我發覺，其實不只是法國，日本也有藉助自然植物的力量，讓身體常保健康的智慧。

一九九六年回日本後，我開始思考是否可以在日本照護機構使用植物療法。

那時，我參與了祖父的照護。對於長期臥床的高齡者，植物療法在緩解身體疼痛、浮腫和壓瘡都有很好的效果。

但是，日本一般大眾對植物療法還很陌生，我感覺有必要對植物進行化學上的研究，因而拜訪了信州大學農學系教授，並與他開始共同研究。透過這位教授引介，我認識了一位大阪大學工學系教授，他指導的植物生技研究，讓我在二〇〇三年榮獲「日本生技獎」的「近畿生技產業振興會議獎」。在提及生技，就無法跳脫再生醫學、新藥和研發藥物的時代，我針對人類絕對製造不出來的植物成分、作用和機制進行研究，在植物生技範疇贏得大獎的肯定，這成為我日後拓展活動的重要契機。

四十二歲，在研究期間懷孕

二〇〇七年秋天，還發生一件令人驚訝的事。儘管醫生曾宣告我無法懷孕生產，然而在採行植物療法調整生活的期間，我不但改善了體質，還在四十二歲自然懷孕，並在隔年夏天順利生產。我也曾經罹患紅斑性狼瘡這個結締組織疾病，深受其苦，這個經驗又再度教會我心理和身體的健康有多麼重要。

心理不健康就無法溫柔待人，也無法努力讓自己擁抱熱情和活力。相反的，若能紓解疼痛，暖和身體，就會感受到讓他人開心帶來的幸福感，進而奮起努力並且樂在其中。

老實說，我是在法國才領悟到植物療法的根源就在日本。日本人習慣合掌感謝地說：「即使一粒米上都住著神明」，人們心存敬畏地面對山巒海洋的八百萬眾神，因為我們內心深處理解人類生活上最珍貴的事物，所以才形成這些風俗文化，而那正是植物療法的信念。味噌、醬油這些日本的發酵食物，以及蔬菜或穀物裡都蘊藏無限的力量。

這本書充滿可運用在生活各個層面的智慧。我衷心期望大家能透過本書，神采奕奕、容光煥發，進而幫助家人、朋友和身旁所有人。

植物的力量竟如此驚人！

讓我們領受植物的恩惠

植物從根部吸收水分和營養，然後以二氧化碳為原料，利用陽光製造碳水化合物（光合作用），這是我們人類無法觸及的科學。植物如果受到外在環境的壓力，就會在體內自行製造出藥力。這是植物對抗逆境、頑強生存所需的機制。萌芽、散葉、開花、結果、孕育新生，這些都簡單展現出這套機制的強大力量。植物藉由光合作用製造出來的大量成分，都一一成為支撐我們身體的營養素和藥物。

本書會出現許多成分名稱，例如大家熟知的植物成分「多酚」。提到多酚，或許很多人會想到紅酒含有的抗氧化物質，但其實它並不是單一成分，而是包括異黃酮、類黃酮和兒茶素等超過五千種以上的成分總稱。這些全都是植物為自我保護而產生的抗菌物質或是香味成分。現代科學雖然還無法完全證明這些成分的藥用效果，但是已發現其中一些有益健康和美容。

我們也是自然的一分子，生存在生生不息的大自然中。讓我們感謝

植物創造的「天然藥物」，並且盡情領受這份恩惠吧！

植物的強大機能

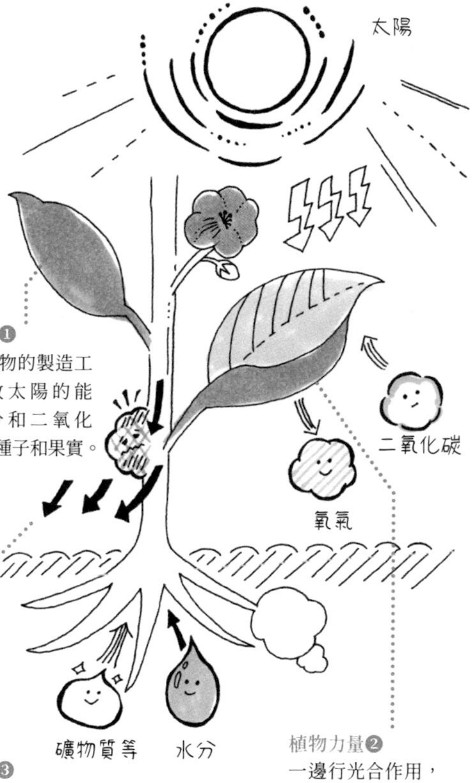

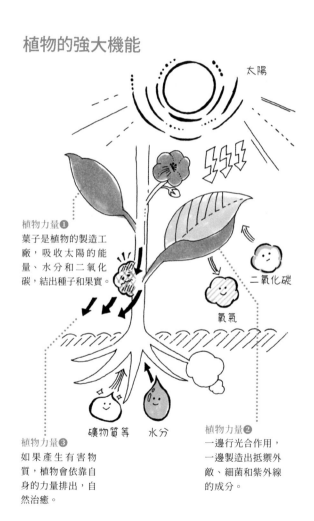

植物力量❶
葉子是植物的製造工廠，吸收太陽的能量、水分和二氧化碳，結出種子和果實。

植物力量❷
一邊行光合作用，一邊製造出抵禦外敵、細菌和紫外線的成分。

植物力量❸
如果產生有害物質，植物會依靠自身的力量排出，自然治癒。

身體不適時請先藉助植物的力量

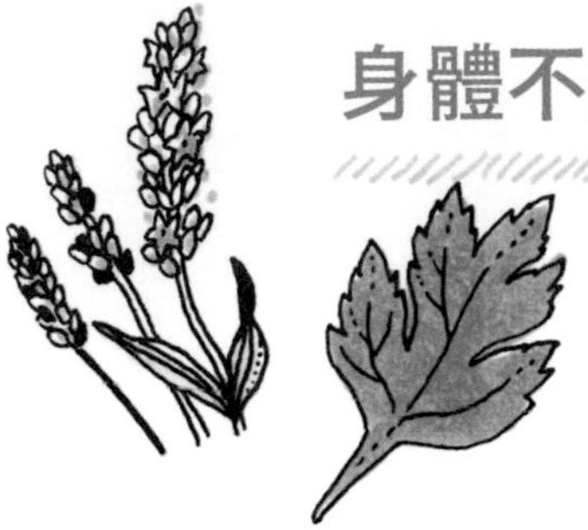

藉助植物的力量克服疾病

我現在也在樹林（le bois）植物療法學校進行植物療法的教學活動。有一次，一位二十多歲女性（南上夕佳小姐），因身體不適、荷爾蒙失調前來。她的頭髮毛燥、肌膚乾澀，臉上還掛著黑眼圈，和實際年紀相比，外表顯得疲憊不堪。一問之下，她不但停經，晚上睡不著、手腳也嚴重冰冷。年紀輕輕卻出現宛如更年期的症狀，令她非常煩惱，因而下定決心來我們學校。

之後她改善自己的飲食，將香藥草運用在日常生活中，整個人變得容光煥發，也成為我們學校非常倚重的一份子。她經常到國外出差，每天都非常繁忙，但是依舊精神抖擻，總是樂在工作。她的生理期當然也早已恢復正常，身心都變得相當健康。

植物的力量竟如此強大。不論是香藥草或從中國傳至日本的漢方都蘊藏著無窮威力。大家前往藥局或醫院前，可以先試試植物的力量。我希望這能成為大家的日常習慣。

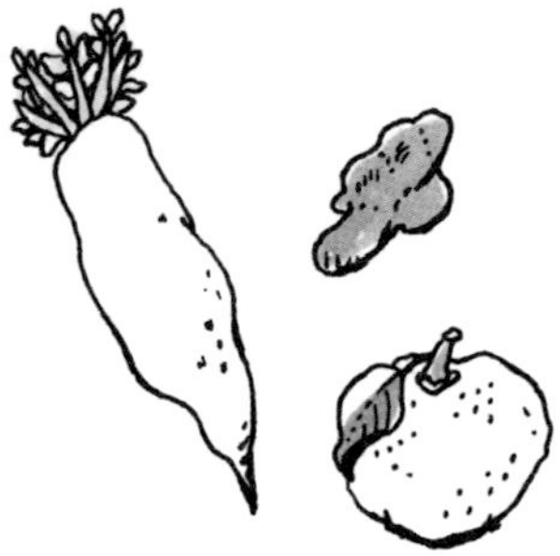

在日常飲食中加入大自然的智慧

應該有不少人對植物療法的印象就是香藥草茶或芳香療法，其實我們每天吃的常見穀物、蔬菜、水果和香藥草也都讓我們接受到大自然的智慧，也可以說是植物療法。我們熟悉的很多食材也都可以提升自然治癒力，改善身體不適。沒錯，我們的日常飲食也屬於來自大自然的藥物。

為何身體不舒服時要吃醃漬梅？為何要將里芋粉做成貼布？這些運用常見食材的「老奶奶智慧」也大量收錄於本書中。我們誠心感謝植物為了延續生存所創造出的力量，也就是來自大自然的藥物。

我特別希望女性能學會植物療法的智慧。女性從懷孕生產到照顧雙親，有關家庭照護的大小事項愈來愈多，然而最重要的莫過於自身的健康。讓我們一起將有科學根據的正確智慧與知識融入日常飲食中，而植物療法中滿滿都是這樣的智慧。

目次

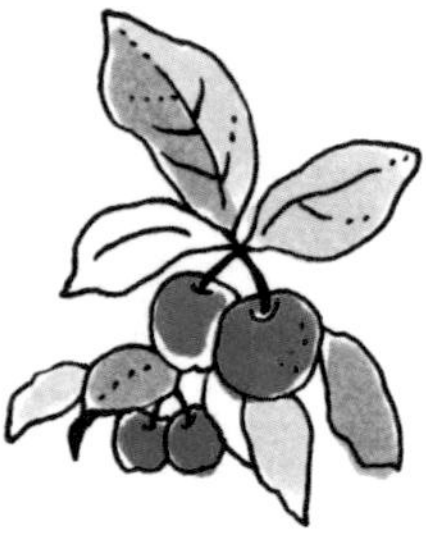

第一章 調理身體不適和預防疾病

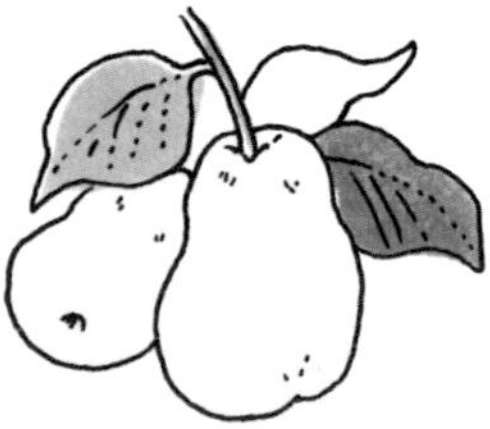

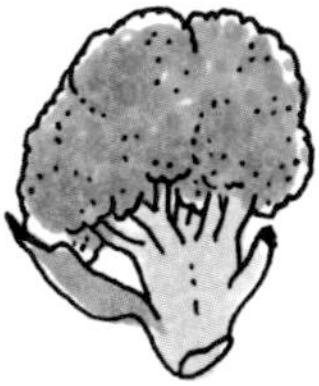

第二章 緩解女性特有的困擾

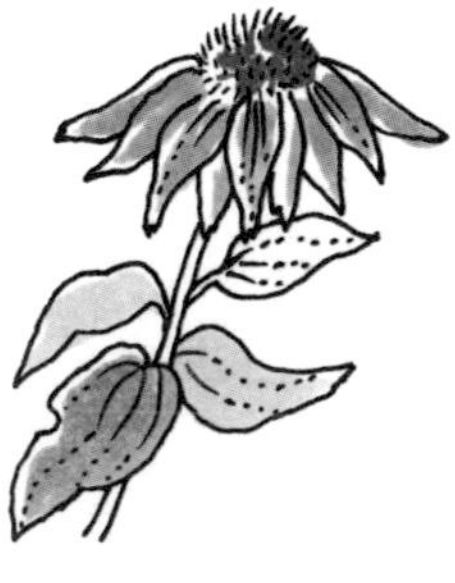

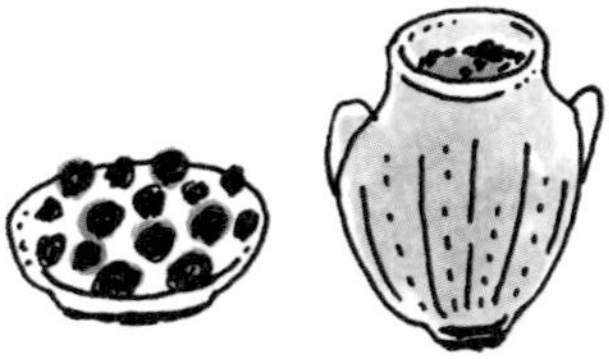

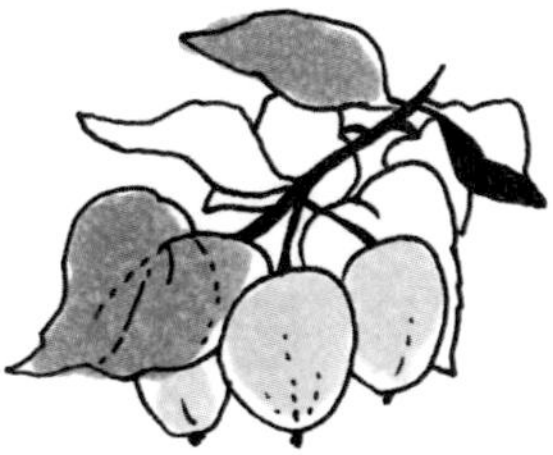

運用天然藥物之前
攝取香藥草功效的方法

飲用

「飲用」是最容易攝取的方法。由於是直接將成分攝入體內，所以藥用效果也格外顯著。尤其香藥草茶也很常見於咖啡廳等場所，已然是日常生活的一部分。除此之外，歐美國家也常見以簡易的飲用液「酊劑」以及錠劑攝取的方式。日本雖然還不常見，但可購得的品項也漸漸變多。再者，歐洲還有一種日本少見的處方，就是將藥片等當成基本材料，於其上滴幾滴精油後服用。

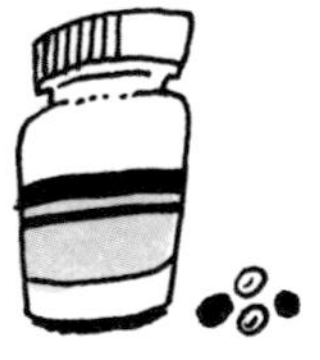

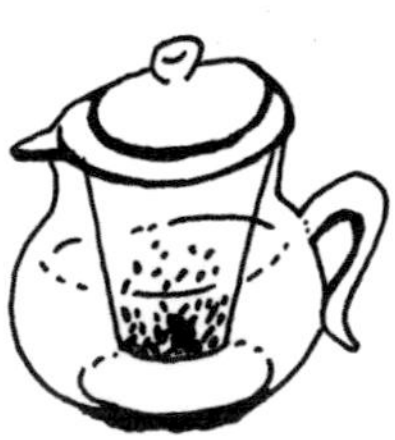

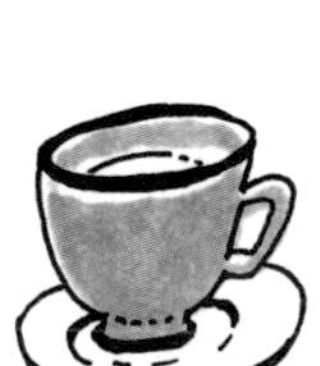

塗抹

大家對芳香療法使用的精油都有普遍認識，也知道它是可用來「塗抹」的處方。除了Spa等也會使用的複合精油外，可塗抹的產品還包括內含精油的乳霜或香膏。塗抹是透過經皮吸收的方式，將精油成分滲透進皮膚直到血液發揮功效。建議挑選「期望功效」的精油，與基底油調製成獨創的按摩精油。還有另一種方法是做成沐浴劑使用。

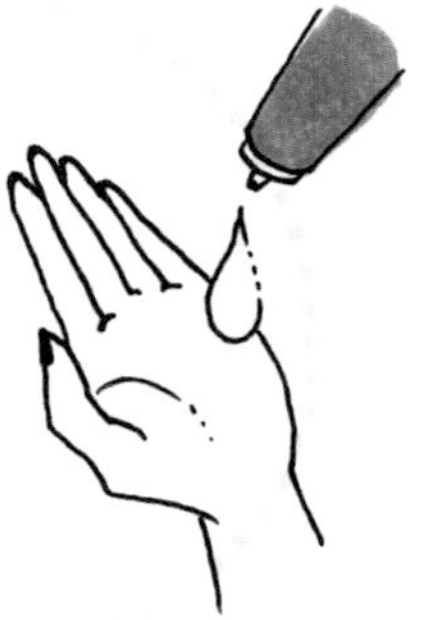

聞香

其實「聞香」也是攝取植物成分的有效方法之一，會帶給我們身心很大的影響。精油的香氣從鼻子吸入後，鼻內深處的嗅覺細胞會捕捉到香味成分的細微分子，成為一種電波信號傳向大腦，最終傳達至腦內下視丘調整自律神經和荷爾蒙分泌的位置，產生放鬆或催情等活絡生理的作用。聞香可以透過按摩的方式嗅聞精油香味，也可以利用薰香台焚香，其他還有滴入熱水透過蒸氣擴香等方法。

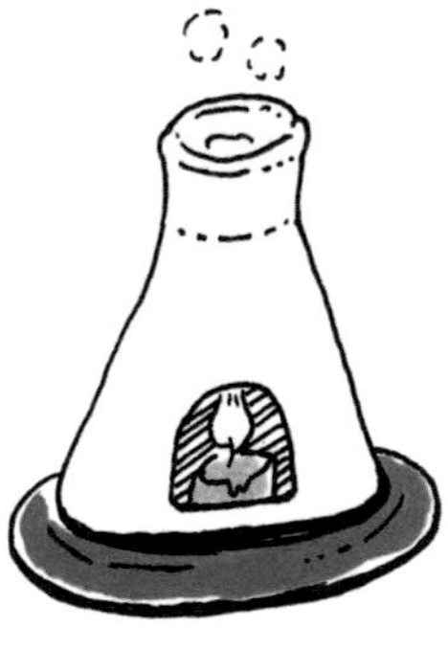

運用天然藥物之前

各種獲取植物力量的形式

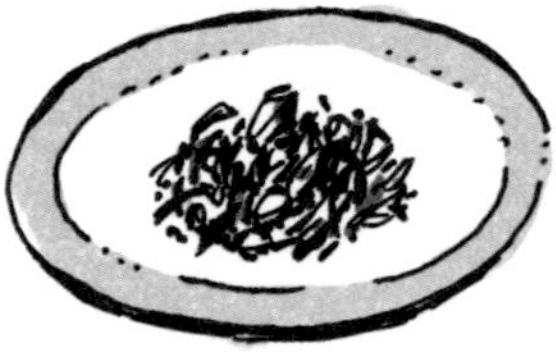

何謂香藥草茶？

在法國，香藥草茶稱為「草本茶」，通常是指乾燥切碎的植物葉片、花瓣或根部。透過熱水萃取，所以可以攝取到水溶性的有效成分。

優點：以茶飲方式攝取，便於直接吸收有效成分，可攝取到維生素和礦物質。

何謂酊劑？

酊劑是將香藥草浸泡在酒精或甘油內，使成分滲透其中，可萃取出水溶性和油溶性兩種成分。

優點：依瓶身標示的用量，以水或熱水稀釋後即可飲用，攝取方便。

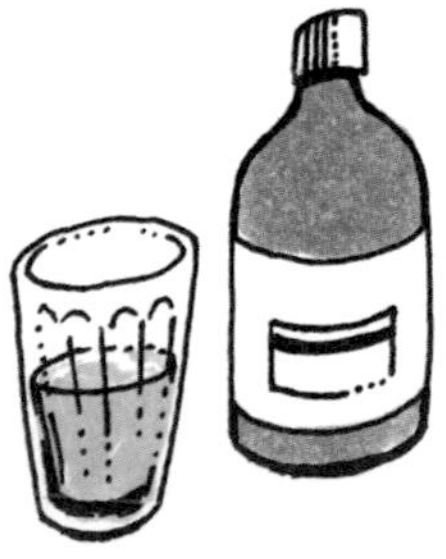

何謂精油？

市售的精油或香氛精油，是利用水蒸氣蒸餾法或壓榨法等方式萃取植物成分。因為是油，所以能提取出油溶性的有效成分。有時會使用不同於香藥草茶的植物部位，這時功效也會不同。

優點：比較能夠長期保存，可用於按摩、擴香，有各種使用方法。

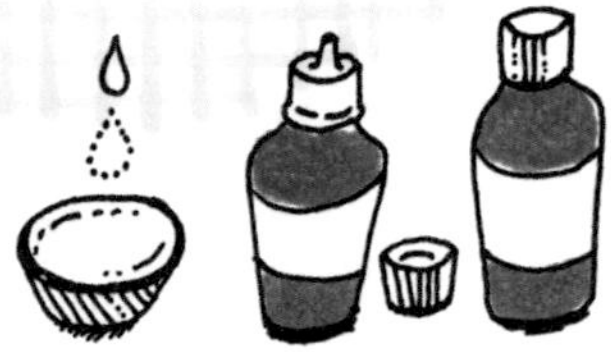

何謂錠劑？

錠劑是將香藥草的成分壓縮成某一種形狀，方便吞服，例如保健食品等錠劑。有些保健食品會將植物油等密封於膠囊中。

優點：不需在意味道，最方便攝取。

【關於本書敘述】

● 書中提到以香藥草茶或酊劑的形式攝取時標記為〔香藥草〕，使用精油時標記為〔精油〕，精油以外的油則標記為〔油〕。沒有任何標記，則表示為蔬菜或水果等食材。即便相同的植物，依照萃取部位也會產生不同的期望效果，請依你的需求攝取。

● 植物的別稱以括弧標記，例如：胡椒薄荷（歐薄荷）。

運用天然藥物之前

有效沖泡香藥草茶

使用茶壺

在附有濾茶器的溫熱茶壺中放入乾燥香藥草，一大茶匙香藥草大約注入二百毫升熱水。混有多種香藥草時，則配合總量加入相對等量的水。注入熱水、蓋上茶蓋後，大約沖泡十到十二分鐘。

若香藥草茶使用的是還未乾燥的植物葉片或花瓣，建議放入茶壺為佳，稱為「浸漬」，不需要鍋煮也能充分萃取出有效成分，是最普遍又方便的萃取方法。

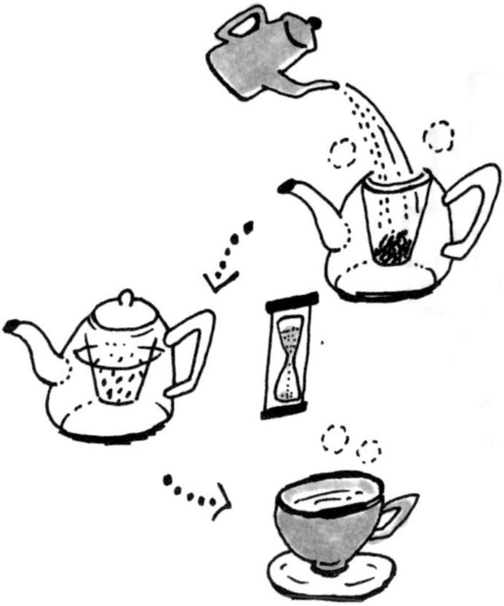

鍋煮

在鍋中放入水和乾燥香藥草，煮到將近沸騰的程度，維持大約五到十分鐘，煮至自己喜歡的濃度即可。煮好後，使用濾茶器過濾倒入杯中。

鍋煮的方法適合用於「煎煮」植物根部的香藥草茶。另外，想萃取出如煎藥般較濃的成分時，也很適合鍋煮。

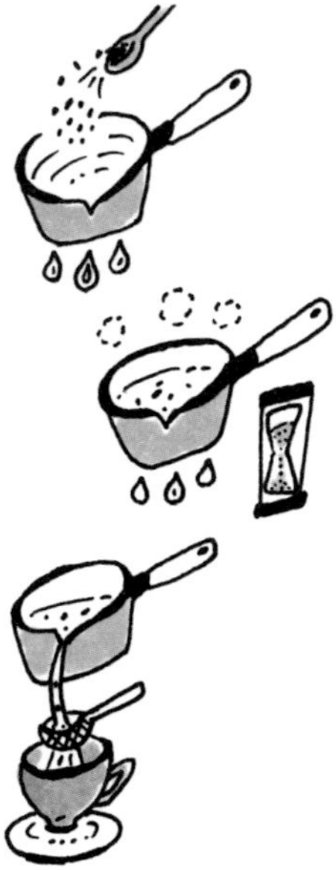

冷泡

將乾燥的香藥草浸入常溫的水中，蓋上蓋子靜置六至八小時。依據特性，有些香藥草可能不適合冷泡，不過纈草和洋甘草都很適合這個方法。

使用新鮮香藥草

在溫熱的茶壺中放入新鮮香藥草，注入熱水，蓋上茶蓋沖泡三分鐘後倒入杯中，隨即一股清香撲鼻而來。不過，乾燥香藥草濃縮較多的有效成分，講求藥效時建議使用乾燥過的比較好。

有效使用精油

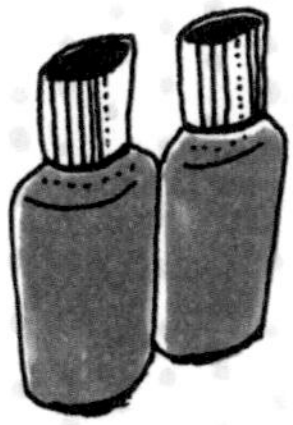

挑選品質好的精油

最近連生活雜貨店等各種店家都有販售香氛精油，價格落差很大，品質參差不齊。這裡提供大家一個挑選的參考基準，就是請留意產品是否有標註學名、原產地和萃取方法。尤其購買肌膚使用的產品時更要留心。

按摩使用的基底油和複合精油

大部分精油都不適合以單方形式直接塗抹於肌膚，所以按摩時，通常會將植物油當成基底油，再滴入幾滴精油後使用。調配的方法和基底油的種類請參照二十二頁。

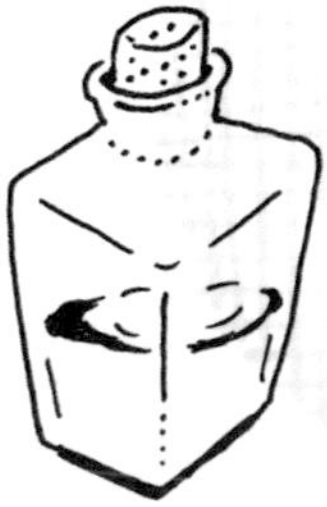

用薰香台擴香

「聞香」法中最常見的就是使用薰香台。在器皿中裝滿熱水，滴幾滴自己喜歡的精油後加熱即可。如果沒有薰香台，即便只是在洗臉盆等容器裝滿熱水，滴入精油，也可以藉由水蒸氣感受到飄散的香味。

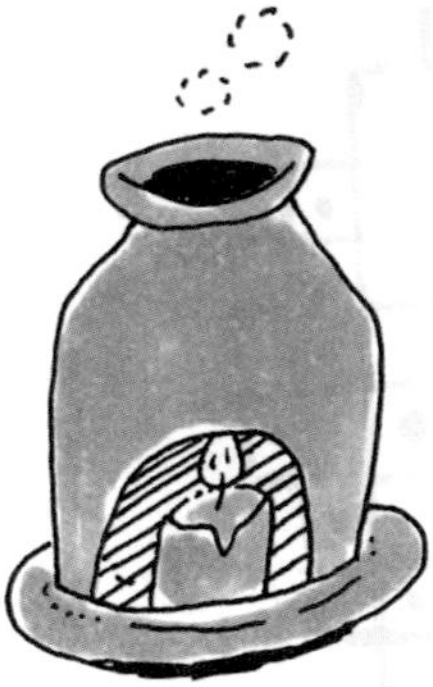

加入浴缸

在天然鹽內滴入精油並且充分混合，再倒入浴缸泡澡，就成了獨創的香氛鹽。鹽本身的成分還能暖和身體，這個作法可謂一舉兩得。不宜將精油直接倒入浴缸的熱水中，是因為會產生油水分離的現象，不易混合。

直接塗抹、飲用時請注意

薰衣草和澳洲茶樹等有些精油如果品質相當好，可以不需要混入基底油而直接塗抹於肌膚，但是如果發現肌膚不適就要立刻停止使用。另外，就像前面提到的，歐洲的香草藥局也有將精油製作成「口服」的處方，日本則較為少見。

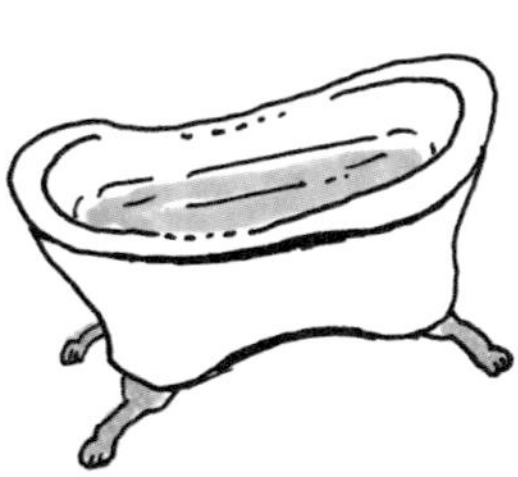

複方精油的製作法

讓我們來製作用於按摩等的複方精油。
以適合直接塗抹肌膚的油為基底油，再調入希望發揮藥效的精油。

每次使用時製作

在掌心滴三至五毫升（約台幣十元大小）基底油，再滴一滴精油，充分混合後，直接用於按摩。

混合不同精油大量製作

想一次混合多種精油時，可以大量製作，裝入有遮光性的瓶子就很方便使用。

請準備二十五毫升的基底油，再加入共五至十滴的不同精油調和。檸檬等柑橘類的精油較容易氧化，最好在一個月內使用完畢。其他種類的精油也建議在三個月內使用完畢。

基底油推薦

〔荷荷巴油〕

這種油萃取自荷荷巴種子，不易氧化、價格合理，也方便初學者使用。可防止頭髮和肌膚乾燥，給予滋潤。

〔摩洛哥堅果油〕

這是著名的抗老化油，含有豐富的γ-生育酚，能發揮抗氧化作用。臉部和身體都可以使用。

〔辣木油〕

辣木油萃取自有奇蹟之樹之稱的辣木（山葵木）籽，營養豐富，成分中含有的油酸肌膚容易吸收。

〔甜杏仁油〕

功效包括柔嫩肌膚的潤滑作用、抗發炎作用以及抑制黑色素。質稠，是可以用於肌膚和頭髮的萬能油。

〔杏桃核仁油〕

這是一款具抗老化效果的植物油，有柔嫩肌膚和促進新陳代謝的作用，還可抑制肌膚搔癢，不黏膩、清爽好用。

精油噴霧的製作法

事先做好已調和精油的噴霧，需要時就能直接噴於肌膚，方便使用。
也可以用來製作天然防蟲劑或除臭劑。

準備材料

●純水

混合精油和水時，若混入石灰質成分會導致製作失敗，所以請不要使用自來水，而是使用藥局販售的純水。

●無水酒精

為了將精油溶於水中，必須藉助酒精的力量，將油性成分和水性成分都溶解。如果沒有無水酒精，可以用伏特加替代。

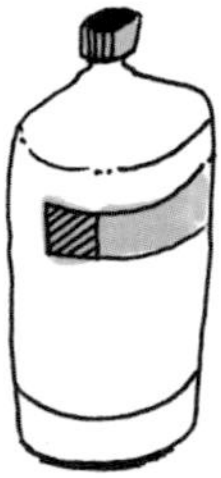

●精油

準備期望功效的精油。

作法

此處以製作約五十毫升的噴霧為例。在容器中加入五毫升無水酒精，滴入十至十五滴精油，充分搖勻。接著再加入四十五毫升純水，並且充分搖勻混合。

乳香或德國洋甘菊和玫瑰混合，就能做出美膚噴霧。茉莉花或佛手柑和薰衣草等放鬆類的香味混合，可做為寢室用的噴霧。本書還會介紹除臭噴霧等的作法。

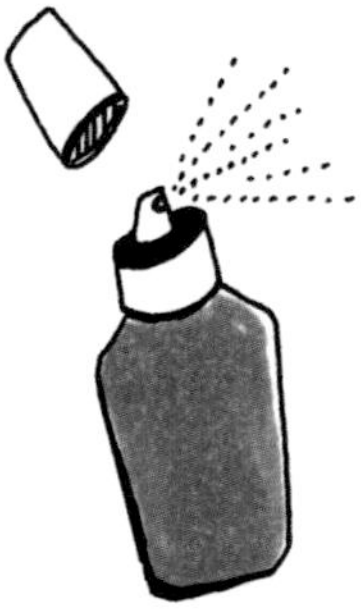

使用天然藥物的禁忌和注意事項

●關於功效

本書介紹的天然藥物以植物療法為基礎，是作者在法國所學，吸收巴黎第十三大學教授的建議並加以實踐的心得。此外還會介紹日本自古流傳的民俗調理和漢方。但是這些都不是醫療藥物，若對身體狀況有疑慮，請務必去看診。

●效果因人而異

天然藥物的功效和作用因人而異。即便是同一人，也可能因為身體狀況不同而有不一樣的使用反應。

●兒童和老人使用時

天然藥物的使用對象主要是健康的成人。兒童和老人使用時，請留意是否需減少分量等注意事項。

●治療期間

若是有痼疾、正接受治療或是有服藥的人，請務必諮詢醫生。

●懷孕期間

懷孕或可能懷孕時一定要注意，請和醫生諮詢後再使用。第二章也彙整了懷孕期間使用的注意事項。

●擔心蔬菜水果含有農藥時

天然藥物中介紹的蔬菜水果，有很多表皮都富含有效成分，建議盡可能選用無農藥的產品。如果擔心農藥殘留，請用小蘇打水浸泡約三十分鐘，用鬃刷或毛刷整個洗刷一次，再用水沖洗乾淨。

●使用精油請先做貼膚測試

使用精油按摩時，有些精油的成分較刺激，請務必先做貼膚測試。在手肘內側等肌膚柔嫩部位，塗抹少量想使用的精油，觀察十二至二十四小時。若出現搔癢或泛紅等異常症狀，請停止使用。

【免責聲明】
植物療法（芳香療法）在日本並非醫療行為。本書內容並不能保證植物的效果功能以及絕對可改善身心不適。若發生意外與問題，恕本書難以負責，所以使用時敬請自行承擔責任。若各位在使用上有任何疑慮，請和專家或專科醫生討論諮詢。

〔關於天然藥物❶〕

希望大家也能多運用植物療法

巴黎第十三大學　醫藥學系
貝倫吉爾 · 阿納爾（Bérengère Arnal）教授

我在三十年前開立了以植物療法為主的婦產科診所，為了女性的健康，一直致力推展自然醫學的應用。因為自診所開業之初以來，我深深覺得，除了醫學外，自然治療對於女性特有疾病的治療也很重要。我不僅以醫生的身分實踐這個理念，為了在法國國內外大力推廣植物療法，也在教育方面投注心力。其一就是擔任巴黎第十三大學醫藥學系的系主任，這是巴黎國立大學中唯一設有植物療法課程的學校。

我在巴黎第十三大學認識了森田敦子小姐，如今她是我非常信賴的夥伴。我透過 1991 年設立的「法國植物療法普及醫學協會」（AMPP）和森田小姐的「樹林植物療法學校」合作，一起推動在日本的植物療法教育。另外，我畢生志業之一的乳癌預防協會「守護女性乳房和健康的協會」（Au Sein Des Femmes），也在森田小姐的協助下成立日本分會。我深切期盼在日本的各位也能將植物療法多多運用於生活中，以治療、照護和預防女性的疾病。

關於阿納爾教授

婦產科醫生。1986 年開設診所並擔任院長。1992 ～ 2005 年任職於聖安德烈醫院的植物療法科。1997 ～ 2012 年擔任巴黎第十三大學醫藥學系系主任，並在摩洛哥和突尼西亞的大學擔任植物療法系的共同主任，2008 年起擔任「樹林植物療法學校」的特別顧問。她也致力於設立「法國植物療法普及醫學協會」和「守護女性乳房和健康的協會」，現在是日本分會的名譽代表。

第一章

調理身體不適和預防疾病

從感冒、喉嚨痛、便秘、腹瀉這些日常身體不適的煩惱，到失智症或癌症預防，天然藥物可因應的類型廣泛。依照症狀，聰明攝取植物的力量吧。

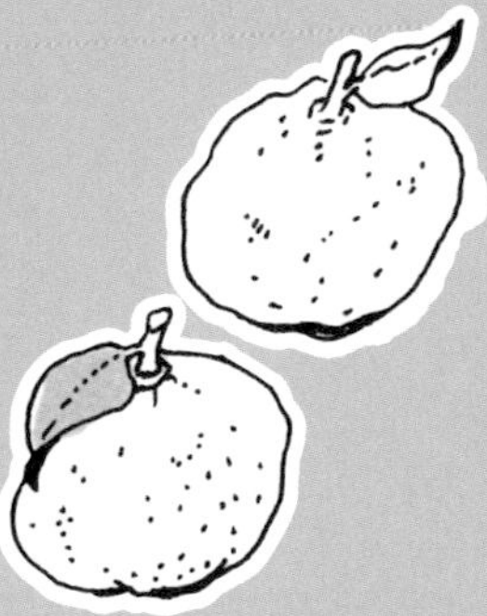

感冒時〈食物篇〉

溫暖身體、加強消化器官和黏膜的保健。
本篇將介紹一些比起勉強進食更顯成效的食材。

葛 請在感冒初期攝取

葛的根部乾燥後即是稱為「葛根」的漢方藥材。或許你也聽過一句話：「一旦罹患感冒，盡快服用葛根湯」，而葛根湯的主要成分正是葛。葛的根部含有鉀、維生素K和一種異黃酮，有**溫熱身體、促進排汗**的作用。

葛根湯的配方中還含有許多散熱止痛所需的香藥草麻黃，所以能在感冒初期發揮功效。不過，罹患感冒時，只要服用品質良好的葛，就能獲得不錯的效用。可將葛放入熱水溶化成葛湯，或在燉煮食物時加入勾芡，如果覺得太麻煩，也可以直接少量嚼食。葛不像麻黃作用強烈，所以我自己在家也經常煮成葛湯讓小孩食用。

我試過很多地方的葛，不過最有名的是日本奈良的葛。建議大家購買市售的「葛湯原液」，裡面含有砂糖，很好入口，或直接購買新鮮的葛。

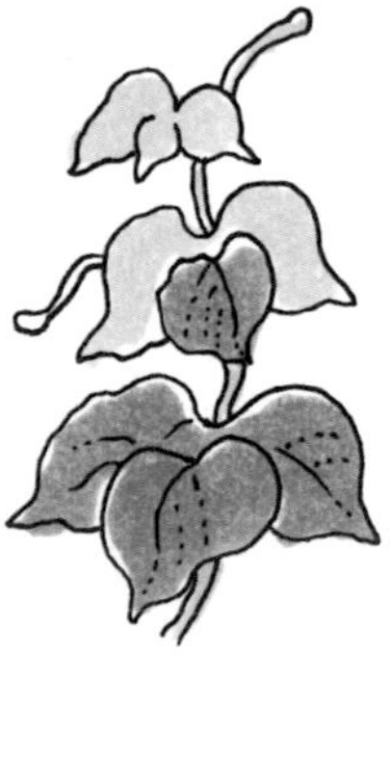

冬瓜

從體內讓身體暖和

韓國的月子中心會提供用冬瓜煮成的湯品和粥品，為產後女性調養。冬瓜富含加熱也不易被破壞的多酚、維生素C和鉀，有**從體內讓身體暖和**的作用。另外，加熱後產生的稠狀物質具有**保護消化器官和黏膜的功用**。

食用冬瓜的訣竅，是連同含有珍貴成分的表皮一起吃。如果擔心農藥問題，可將整顆冬瓜浸泡在小蘇打水中約三十分鐘，去除表面殘留的農藥。另外，冬瓜和牛蒡、紅蘿蔔、白蘿蔔等根莖類蔬菜一起用味噌或醬油烹調，效果更佳。

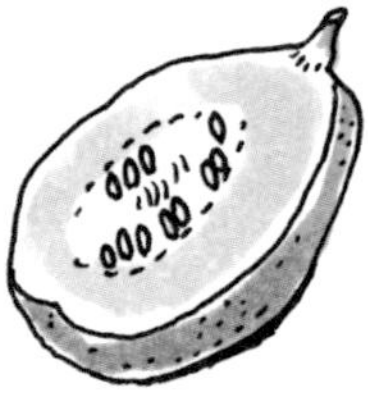

〔葛粉燉煮冬瓜及根莖類蔬菜〕的作法

❶ 將切成一口大小的冬瓜和根莖類蔬菜放入鍋中，倒入事先準備好的湯底，蓋過食材表面。

❷ 味醂和醬油以一：二的比例調味，細火慢燉約二十分鐘，再依喜好將溶化的葛粉倒入煮至稠狀。

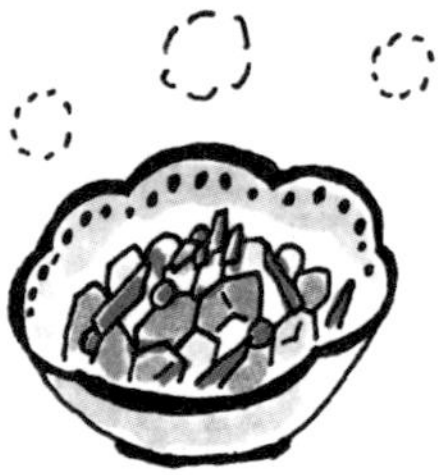

冬瓜的水分也會釋放於湯中，燉煮時可以連種子的部分一起加入。冬瓜本身也會分泌稠狀物質，加入右頁介紹的葛，會產生加乘效果，暖和身體。

天然藥物列表

- 葛
- 冬瓜

感冒時〈香藥草篇〉

在歐洲，有些人一感冒會先服用香藥草。去醫院看病前，可先以來自大自然的藥物調養身體。

紫錐花〔香藥草〕 提升虛弱身體的免疫力

紫錐花**有提升免疫力和抗菌能力的作用**，有助舒緩感冒、流感、花粉症和過敏性鼻炎等的症狀。

香藥草茶是很方便攝取紫錐花的方式，由於感冒初期飲用就有效，所以感冒流行之際，可先飲用加以預防。**實際上也有許多研究報告指出，紫錐花能降低罹患感冒的機率、加速治癒。**

香藥草茶的沖泡比例大約是一大匙紫錐花配二百毫升熱水，萃取約十分鐘，可在三餐之間飲用。將紫錐花和澳洲尤加利、百里香混合，也有益於改善鼻塞和喉嚨痛。

市面上也有販售紫錐花的酊劑，適用於小孩感冒初期或年長者預防肺炎。當然已經罹患感冒或感到疲倦時飲用也有效。

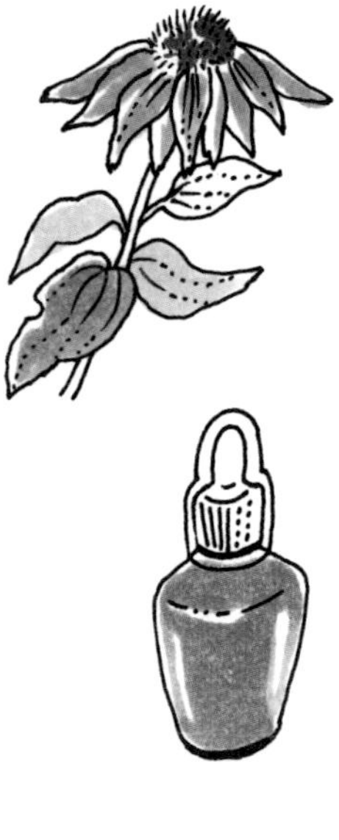

接骨木花〔香藥草〕

流感特效藥

有「流感特效藥」之稱的接骨木花，有**極佳的利尿和發汗作用，還能促進身體排毒**，所以感冒時可飲用接骨木花茶。身體發熱時飲用能促進排汗，讓症狀大幅減輕。最近市面上還有販售接骨木花糖漿，可用水、熱水或氣泡水稀釋飲用，或使用於料理中。

接骨木花**也有清除黏液的作用**，所以可用於舒緩花粉症、鼻炎或過敏症狀。在歐洲，接骨木花自古就是民間用來預防感冒的香藥草，小孩或孕婦都可使用。它的香味甘甜如同麝香葡萄，相當好入口。將接骨木花和富含維生素、礦物質的蕁麻（六十頁）混合飲用，效果加倍。

檸檬＋迷迭香〔精油〕

殺菌消毒的效果佳

檸檬精油擁有優秀的殺菌和消毒效果而為人熟知。檸檬的有效成分不在果汁而在果皮，因此請多利用精油。它**不只可預防感冒，也可用於感冒發燒時**。

可以將檸檬精油和促進血液循環的迷迭香精油，以一：一的比例混合，再滴在香氛台薰香。檸檬精油還可以舒緩喉嚨痛和咳嗽，在一杯水（二百毫升）中滴一滴精油，就成了方便好用的兒童漱口水。

天然藥物列表

- 紫錐花
- 澳洲尤加利
- 百里香
- 接骨木花
- 蕁麻
- 檸檬
- 迷迭香

預防感冒

家裡有人感冒時，其他人可以用下列方法預防。不要交叉傳染拉長感冒天數，而是要一起擺脫感冒的侵襲。

澳洲尤加利、百里香、澳洲茶樹〔精油〕用按摩溫暖身體

要預防感冒，可使用抗菌效果佳的精油，以按摩或製作成漱口水的方式使用。

精油按摩是很方便的方法。在手掌倒入少量（三至五毫升）按摩用基底油，再加入一滴澳洲尤加利精油，如果手邊有百里香精油，也加入一滴。將混合的精油從喉嚨按摩塗抹至胸部、背後，身體會漸漸暖和。最後將殘留精油的手掌摀住鼻子深呼吸三次。尤加利含有具鎮靜清熱作用的α-蒎烯，以及有助排出黏液和抗發炎的桉油醇等成分，能大大舒緩喉嚨和鼻子。之後將枕頭稍微墊高，就能一覺到天亮。

澳洲茶樹也有抗菌作用，所以請當成漱口水天天使用。製作方法是大約在一杯水（二百毫升）裡滴一滴精油即可。

另外，可以在臉盆內裝滿熱水，滴入這些精油，吸聞所散發出的蒸氣，或是用基底油稀釋後塗抹在鼻孔周圍。

枇杷葉 咳嗽初期可飲用枇杷葉茶飲

枇杷的藥效不在果實，而在肥厚的葉片。枇杷葉含有的苦杏仁苷成分，可在體內轉換成維生素B17。**這個因具有抗癌作用而受到國際矚目的特殊維生素，能夠抑制發炎症狀，淨化血液**。在日本，枇杷葉溫灸相當有名，但我們也可以透過枇杷葉茶或枇杷葉泡澡發揮其藥理作用。

枇杷葉茶需煎煮約十至十二分鐘。雖然稍微帶點苦味，但在覺得似乎有氣喘或咳嗽的初期時飲用，都有明顯效果。

將枇杷葉放入茶包泡澡可從體內感到溫熱，洗澡水也不易變冷。

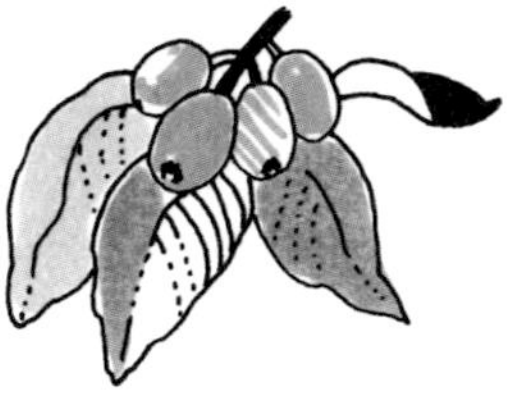

MINI COLUMN

兒童和老人的感冒對策

香氛油對預防小孩和年長者感冒也很有效，不過，三歲以上的小孩才可使用精油按摩。廣島的照護機構（詳情請見一一二頁）導入香氛油按摩後，感冒的患者大幅減少，甚至不再有人罹患肺炎。另外，連有嬰兒的家庭，都可以放心在房間利用擴香器和精油噴霧抗菌。葛湯也適合各年齡層飲用，只要稍微放涼即可，所以請多多利用。

天然藥物列表

- 澳洲尤加利
- 百里香
- 澳洲茶樹
- 枇杷葉

發燒

身體一旦發炎，白血球就會開始發揮作用而出現發燒反應。此時請不要抑制發燒，而是盡量促進身體散熱。

梅醬番茶 盡量散熱

梅醬番茶用可促進身體溫熱的食材製成，是**散熱作用極佳的飲品**，很適合發燒者飲用。只要飲用兩杯，身體就會變得暖呼呼的，腋下和背後會開始冒汗。體溫上升可促進白血球運作，舒緩身體發炎的症狀，排出多餘水分，大幅退燒。

這時的關鍵在於排汗，所以要不斷擦汗、更換內衣，避免身體受寒。發燒時盡量不要使用退燒藥，而是以自然的照護方式**促進排汗和散熱**。

〔梅醬番茶〕的作法

❶在茶杯中放入一顆醃漬梅。

❷加入一小匙醬油和少許薑汁。

❸將醃漬梅攪散，倒入番茶。

製作梅醬番茶時，請盡量使用番茶。白蘿蔔泥刺刺的辛辣成分也含有溫熱作用，所以如果有白蘿蔔汁也請加入混合。醃漬梅和醬油請選擇無添加物的產品。

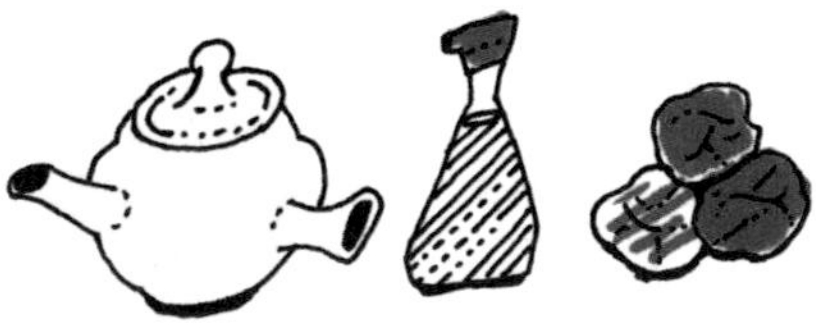

檸檬、羅文莎葉〔精油〕

也適合用於兒童按摩

感冒發燒時，檸檬精油能**使體溫自然下降，還有消毒作用**。它的氣味清香，不但可令人感到放鬆，還可讓發燒時懶洋洋的精神為之一振。小孩也喜歡這個香味，所以可用來幫小孩按摩。如果手邊有抗菌和抗病毒作用極佳的羅文莎葉精油，可以跟檸檬精油用一：一的比例混合使用。在馬達加斯加，羅文莎葉又稱為**「有益身體的葉子」，是一種當成萬能藥使用的植物**，能夠提高免疫力，小孩和孕婦都可使用。

在五毫升的基底油中各加一滴檸檬和羅文莎葉精油，按摩全身，讓精油滲入身體。但是檸檬精油和陽光屬性不合，所以按摩後請避免在陽光下曝曬。

胡椒薄荷〔精油〕

感到涼意卻能溫暖身體

胡椒薄荷（歐薄荷）帶來的清涼感讓人覺得有降溫效果，然而有趣的是，它還會促進肌膚底下的血液循環，帶來溫熱的作用。胡椒薄荷是**少數兼具溫熱和冷卻雙面作用的精油**。發燒難受時，可在裝滿水的洗臉盆滴幾滴胡椒薄荷精油，浸濕毛巾後擰乾。用濕毛巾冷卻額頭等發燙的部位，身體會感受到涼意，心情放鬆，而且也能以不刻意降溫而是自然散熱的方式照護。發燒伴隨的頭痛等症狀也能得到緩解。

天然藥物列表

- 梅子
- 薑
- 白蘿蔔
- 檸檬
- 羅文莎葉
- 胡椒薄荷

喉嚨痛、咳嗽、生痰

除了吸入對喉嚨黏膜有直接效用的精油香味，也可以適時服用抗菌力高的茶飲或萃取液。

奧勒岡〔精油〕 喉嚨抗菌的最佳選擇

奧勒岡精油**又稱爲「天然抗生素」**。由於使用時不須擔心副作用，因此在澳洲等地相當受歡迎，甚至一到感冒和流感盛行的季節，銷售健康食品的店家都會陳列滿滿的這款精油。

它具有抗菌作用，可將精油滴在大棉花棒後，直接塗抹喉嚨。另外，也建議在一杯水中滴一滴精油當成漱口水使用。

也可以用澳洲尤加利、薰衣草、澳洲茶樹精油來代替。

光皮木瓜 止咳化痰的「喉嚨之果」

光皮木瓜萃取液含有維生素C和檸檬酸等改善喉嚨痛的成分，加熱後會產生止咳化痰的成分苦杏仁苷。**中國在兩千年以前就用於止咳**，是相當有名的「喉嚨之果」[1]。萃取液不但可以用水或熱水稀釋飲用，還可以加入優格食用。它擁有豐富的膳食纖維，若製成糖漬食品請連果實一起食用。

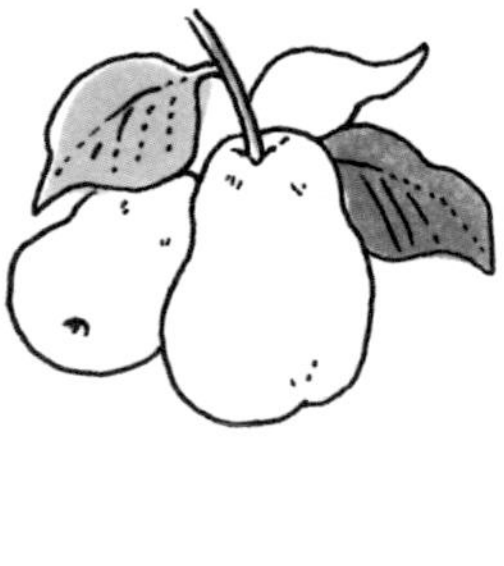

白蘿蔔汁

辛辣成分對喉嚨有效

白蘿蔔泥有微刺的辛辣味，這是名為異硫氰酸烯丙酯的**一種多酚**。白蘿蔔汁接觸氧氣會產生類似雜質的物質，能很快改善喉嚨痛的症狀。**飲用白蘿蔔泥擠出的汁，可大幅緩解喉嚨的疼痛**。這個成分是白蘿蔔的細胞遭到破壞時所產生，無法透過嚼食生白蘿蔔獲得相同功效。另外，在白蘿蔔汁中加入蜂蜜會比較好入口。

蓮藕汁同樣可用於舒緩喉嚨痛，也能用於止咳化痰或預防氣喘。

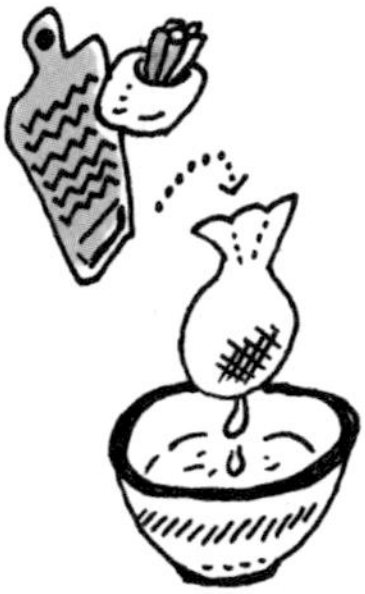

牛蒡

請飲用提升免疫力的牛蒡茶

牛蒡**有卓越的抗菌能力，還能提升免疫力**。再者，除了富含膳食纖維，還含有四種多酚（單寧、皂素、綠原酸、牛蒡子苷元），**是抗氧化力極佳的食材**。而且這些多酚成分為水溶性，能透過茶飲方便攝取。

市售的牛蒡茶就有不錯的效果，若要自行製作牛蒡茶或用於料理時，重點是不要去除富含有效成分的表皮。

1 編注：中國藥典、詩詞內提到的木瓜，即是光皮木瓜。台灣水果攤常見的木瓜則是番木瓜。為避免讀者混淆，這裡不稱木瓜，而稱光皮木瓜。

天然藥物列表

- 奧勒岡
- 澳洲尤加利
- 薰衣草
- 澳洲茶樹
- 光皮木瓜
- 白蘿蔔
- 蓮藕
- 牛蒡

氣喘和支氣管炎

氣喘和支氣管炎若治療不當會使病情加劇，所以及早治療是關鍵。只要藉助植物的力量，就能給予兒童和老年人溫柔的照護。

澳洲尤加利〔精油〕

睡前塗抹胸口能使呼吸順暢

澳洲尤加利具抗菌作用，可淨化空氣，還能化痰，特色是香味溫和、不太刺鼻。其中的成分桉油醇能舒緩黏膜的發炎，以及將細菌排出體外，是**支氣管不好的人和小孩都可安心使用的精油**。使用時，可在手邊的按摩乳霜或三至五毫升的基底油中加入兩滴（小孩的用量為一滴）。睡前塗抹胸口能使呼吸順暢。

羅漢果

去除活性氧，保護身體

羅漢果被譽為「長壽神之果」，含有豐富的類黃酮、礦物質和維生素，能保護身體遠離活性氧的損害。由於其中**富含的物質會去除黏附在黏膜和黏液的活性氧**，很適合用於氣喘時的照護。可將萃取液用冷開水或熱水稀釋，或混入飲料中慢慢飲用。另外，羅漢果的甜味成分還有抑制過敏的效用。

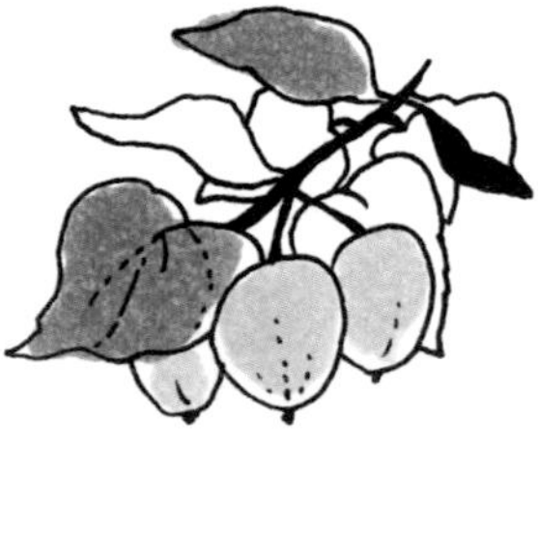

德國洋甘菊〔香藥草、精油〕

有助於氣喘這種過敏疾病的照護

德國洋甘菊經常用於氣喘這種過敏疾病的照護。其中富含的**母菊天藍烴可以抑制換季、壓力或感冒引發的過敏反應**，請藉由飲用香藥草茶來攝取。它的味道醇厚，有放鬆效果，能舒緩緊張情緒。每天飲用，可緩解氣喘的症狀。

也可以用五毫升的基底油混合兩滴精油，用來按摩胸口。如果要照護三歲以下的小孩，則建議用香氛台薰香，或在洗臉盆裝滿熱水滴入精油，讓小孩吸入蒸氣。氣喘的症狀夜晚會更嚴重，所以睡前最好先做保養。

馬尾草〔香藥草〕

具有止咳效果

馬尾草（問荊）不但適合用於預防氣喘，也能緩解氣喘症狀。它所含的皂素和問荊皂苷，有絕佳的止痛和鎮痙效果。另外，馬尾草又有礦物質寶庫之稱，**可促使因氣喘和支氣管炎變細收緊的支氣管擴張**。馬尾草所含的矽，是能維持秀髮、指甲和肌膚美麗的礦物質而為人所熟悉，不過它對於喉嚨黏膜的保健也頗具功效。請每天當成茶飲服用。

天然藥物列表

- 澳洲尤加利
- 羅漢果
- 德國洋甘菊
- 馬尾草

胃痛

壓力和緊張容易引發胃痛。
請善用能保護受損胃黏膜的植物，在舒緩症狀的同時還可補充營養。

洋甘草〔香藥草〕

舒緩心理引發的胃痛

洋甘草有保護體內黏膜的作用，能舒緩消化器官的不適。它所含的甘草酸成分有消炎鎮靜的功效，所以對於**胃部和十二指腸等的問題，甚至對潰瘍的症狀都頗有成效**。尤其因壓力產生過多胃酸、胃穿孔和黏膜發炎時都很適用。請利用茶飲、酊劑或保健食品的形式來攝取。

秋葵

用黏稠的成分保護胃腸壁

秋葵的黏稠成分黏液素和水溶性膳食纖維果膠，可以保護消化器官的黏膜。唾液和胃液等也含有這些成分，其功效是**可修復有發炎症狀的胃黏膜**。秋葵因為有助蛋白質吸收，所以可以預防胃潰瘍。除了秋葵，納豆、黃麻、山芋等也含有這些成分，建議可將這些食材與黏稠的納豆混合食用。

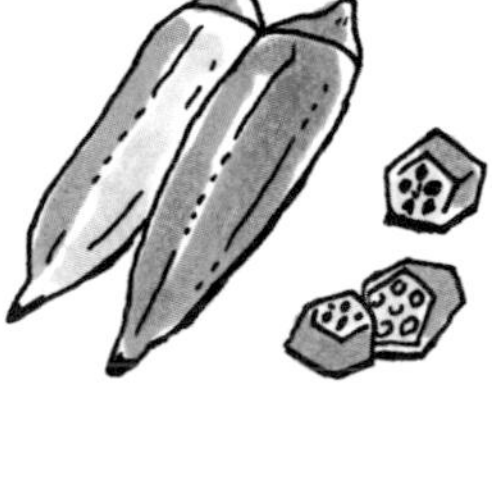

高麗菜

只要生食就能輕易攝取的「食物腸胃藥」

高麗菜含有維生素C、U和鈣，其中**維生素U是有益腸胃的有效成分，也是腸胃藥的原料**，有助於修復因壓力等因素受損的腸胃黏膜，對於胃和十二指腸來說不可或缺，但由於較不耐熱，所以建議可將高麗菜做成沙拉直接生食。

此外，高麗菜也由於**含有強健胃黏膜的維生素K**，這幾年愈來愈受矚目。它原本就是常見的蔬菜，容易取得，如果每天食用，只要一天吃一至兩片左右即可。

MINI COLUMN

松葉自江戶時代就是有名的藥材

松葉也是自古流傳的一種漢方，九世紀由弘法大師從唐朝帶回日本，被視為珍貴的長壽藥。若服用松樹的萃取液會不知病痛地猝死，這被稱為「松樹的死法」，據說這正是「松竹梅」象徵長壽喜慶的緣由。

壓力會促使皮質醇分泌，而使胃部黏液減少，這時很適合用松葉來照護。日本還有一款名為「松壽仙」的藥品，是利用松葉的有效成分提高自然治癒的能力。

天然藥物列表

● 洋甘草
● 秋葵
● 高麗菜
● 松葉

腸胃不適

生活不規律必定會使腸胃過度操勞。
為了幫助腸胃正常運作，本篇將介紹消除腸胃疲勞的「藥物食材」和精油。

高麗菜 富含腸胃藥的基本成分

高麗菜是含有豐富消化酵素異硫氰酸酯的代表性食材。但加熱後維生素會遭受破壞，請新鮮生食。烤肉店經常以生高麗菜搭配味噌，也是因為高麗菜可幫助消化。

另外，高麗菜含有的維生素U因為有保護胃黏膜、促進血液循環的成分，而用於腸胃藥的配方中。**生食高麗菜可以調理腸胃**，所以腸胃容易不適的人，請將高麗菜做為常備菜。

〔高麗菜＋鹽＋芝麻油沙拉〕的作法

❶高麗菜切絲。
❷撒上芝麻油和鹽。

細嚼生高麗菜會分泌很多唾液，對吸收成分有幫助。芝麻油請選擇低溫榨取的優質產品，鹽請選擇礦物質豐富的天然鹽。這樣就完成一道可同時攝取維生素E、芝麻木酚素和礦物質的極品沙拉。

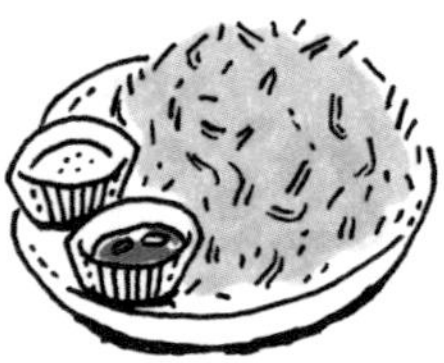

蓮藕、牛蒡、八丁味噌

強健腸胃的根莖類和發酵食品

蓮藕不但是**可強健腸胃**的蔬菜，**還被當成強壯滋補的食材**。蓮藕含有的黏液素和腸胃黏液內的成分相同，所以有幫助消化、保護黏膜的作用。由於黏液素不耐熱，建議將蓮藕做成沙拉等生吃。

牛蒡則有**促進排便、增強精力**的功效。它所含的膳食纖維成分菊糖具有利尿作用，可以排出多餘水分和老廢物質。

不管是蓮藕或牛蒡，**食用的關鍵都是不需要清除雜質，連皮一起吃**。

此外，平日也請多攝取有天然整腸劑之稱的發酵食品，我尤其推薦的是**長期熟成、具有強力抗氧化作用的八丁味噌**。

胡椒薄荷、澳洲尤加利、薰衣草

〔精油〕香味也能使胃部感覺清爽

腸胃過於疲勞、食欲不振時，請試試用精油按摩。

我最想推薦給大家的是胡椒薄荷，它的香味清爽又**有健胃功效**。請在五毫升的基底油中各加入一滴胡椒薄荷、**抗菌功效佳**的澳洲尤加利和薰衣草，一邊感受撲鼻香氣一邊按摩胃部周圍。這樣能從外側鎮靜疲勞的腸胃，又能聞到清爽香味，讓精神為之一振。

天然藥物列表

- 高麗菜
- 蓮藕
- 牛蒡
- 八丁味噌
- 胡椒薄荷
- 澳洲尤加利
- 薰衣草

暴飲暴食

同樣是胃部疲勞，暴飲暴食導致的不適和壓力引發的不適，對應方式截然不同。本篇將介紹緩解暴飲暴食不適的天然藥物。

桑葉〔香藥草〕

促進新陳代謝的「天然胰島素」

桑葉的維生素和礦物質含量驚人，具有促進新陳代謝的功效。提到桑樹，或許很多人想到的是它的果實，不過葉片才含有較多有效成分。它所含的菊糖有抑制血糖值急速上升的作用，甚至有「天然胰島素」的美稱。此外，它也因為是減重保健食品的成分而為人熟知，**有助內臟脂肪不易生成、消除便秘**，對飲食生活容易不規律的現代人而言是很有用的香藥草。市面上多是以桑葉茶的形式販售，最好在餐前煎煮飲用。

飲食過量引發的問題，在於血糖值會因此上升，不但會誘發糖尿病，還會堆積難以消除的內臟脂肪，使膽固醇值上升，對健康造成各種危害。**桑葉的成分，可促進體內細胞對糖的利用，作用甚至是平時的數十倍，如此就能防止前述的各種問題。**

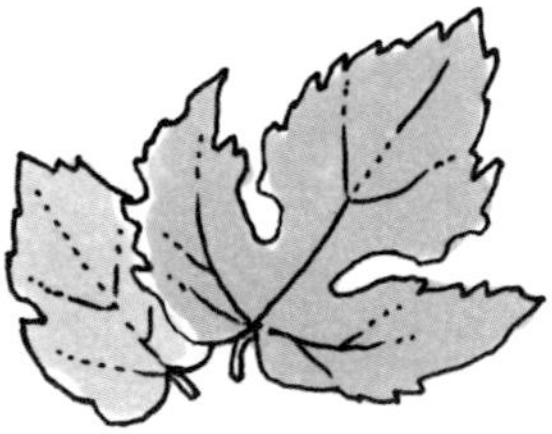

蕪菁、白蘿蔔 強健腸胃的春天七草

蕪菁和白蘿蔔在日本是所謂「春天七草」的其中兩種而為人熟知。這兩種食材的**維生素C、澱粉酶等消化酵素豐富，所以有助於飲食過量時幫助胃腸蠕動**。請不要烹調處理，不要削去富含有效成分的表皮，而是直接生吃。蕪菁切薄片後用醋醃漬或鹽漬，就美味得令人無法放下筷子。白蘿蔔可磨成泥佐配菜食用。飲食過量、胃脹氣時也可飲用白蘿蔔汁。如果有薑汁，可加入白蘿蔔泥一起飲用，就可瞬間讓胃部輕鬆許多。

經常生食蕪菁和白蘿蔔，就能讓腸胃漸漸變得強健。

菊芋 做爲減重食品的原料而爲人熟知

菊芋是秋季到冬季採收的食材，和桑葉一樣含有豐富菊糖，**能抑制飲食造成的血糖值過度上升**。

市面上也有販售以菊芋為原料的保健食品，不過，若能在蔬菜直銷處或道路休息站[2]購買到菊芋，請煮成燉物來吃。將切成一口大小的菊芋、山藥和雞肉，加入湯底、醬油、味醂、清酒一起燉煮即完成。

2 編注：日本的平面道路有許多供長途駕駛者休息的「道路休息站」。這些休息站除了提供飲食外，也經常會有農產品等的銷售。

天然藥物列表

- 桑葉
- 蕪菁
- 白蘿蔔
- 菊芋

食欲不振

食欲不振的原因很多，
本篇介紹的是因酷熱造成免疫力低落、腸胃不適，
或感到疲憊時可使用的天然藥物。

薑

溫熱身體、提升活力的萬能藥

免疫力低落、食欲不振時，有溫熱效果又可提振活力的食材莫過於薑。薑也是漢方藥的主藥材，占比高達七成左右。薑**可以溫熱冰冷的身體，還可以提升身體排出老廢物質的能力**。

薑有各種使用方法，切片的薑可用於料理，乾燥後可用於茶飲。薑內含的薑辣素受熱時釋出的薑酚能**提升腸胃的血液循環**，所以加熱攝取是關鍵。

肉桂

調節胃液分泌的香料

沒有食欲時，胃液分泌不足，胃黏膜會變得乾燥，而肉桂是一種可以調節胃液分泌，並抑制發炎的好用香料。含有特殊香味的桂皮醛，**具有促進消化及血液循環和溫熱身體的作用，也能消除浮腫**，所以很適合夏日疲倦和生理期使用。可以將肉桂粉加入飲料中飲用，也可購買市售的肉桂茶。尤其夏天食欲不振常是因為吃太多生冷食物，可將肉桂加入溫熱的飲品中飲用。

青花菜 含有特殊多酚的優秀蔬菜

青花菜雖是蔬菜，但細看成分儼然就是一種香藥草。尤其最近超市等販售的青花菜芽、青花菜芯的部分富含特殊的多酚，感覺就像一種保健食品，經常食用有益無害。其中含有的**維生素K對於腸胃不適和胃痛有顯著的效果**，甚至會用在市售的胃痛藥中。吃青花菜還可以攝取**礦物質和抗氧化成分**，所以我希望大家天天食用。另外，青花菜芽中富含抗氧化成分，以及具排毒作用的蘿蔔硫素，所以可做成沙拉等餐點食用。

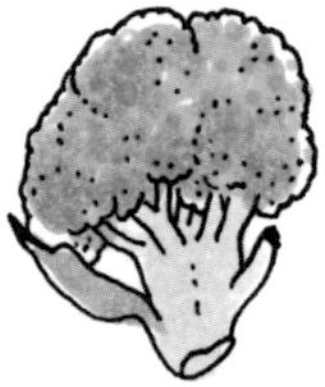

佛手柑〔精油〕 透過按摩促進腸胃功能

如果要從體外促進腸胃運作，建議使用佛手柑精油，它富含有止痛鎮靜作用的檸檬烯和乙酸沉香酯，**具有促進腸胃蠕動、舒緩胃痛的功效**。沒有食欲時，請將數滴佛手柑精油加入基底油，在腹部畫圈按摩數分鐘。這款精油的香味還有讓心情愉悅的作用，也可用於改善飲食障礙。也可以用甜橙或柚子精油來替代。

天然藥物列表

- 薑
- 肉桂
- 青花菜
- 佛手柑
- 甜橙
- 柚子

頭痛

用植物療法來緩解頭痛有一個優點，那就是沒有令人昏昏欲睡的副作用。請避免與一般頭痛藥合併服用，那會使效果大打折扣、相互抵消。

香蜂草〔香藥草〕放鬆並緩和身體僵硬

香蜂草（檸檬香蜂草）可同時緩和疼痛和紓解疼痛引發的壓力，擁有如檸檬般的清新香味和微甜香氣是其特徵。

神經過度緊繃導致肌肉僵硬時，香蜂草有促進肌肉鬆弛的作用，所以請飲用香蜂草茶。一大匙香蜂草以約二百毫升的熱水萃取約十分鐘即可，如果有胡椒薄荷也建議混合加入。香蜂草很好種植，家裡有種菜和花草的人也可以把它加入。

胡椒薄荷〔精油〕精油按摩使身體放鬆

胡椒薄荷自古埃及和希臘羅馬時代起就廣為人知。精油富含的薄荷醇有鬆弛肌肉的作用。可以在指尖滴幾滴精油，以太陽穴為中心按摩頭皮。如果神經緊繃或用眼過度引發的頭痛症狀輕微，透過按摩就可神清氣爽。肌膚敏感的人請先做貼膚測試再使用。

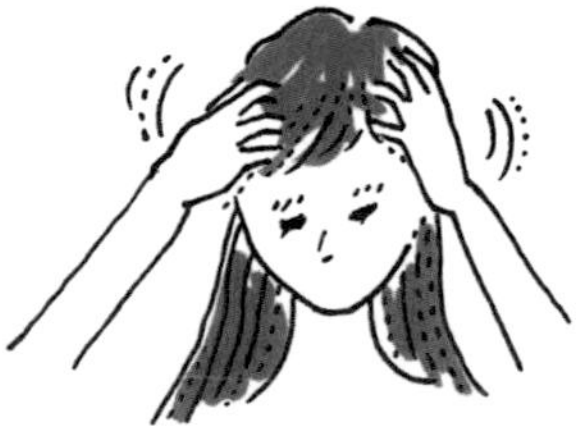

薰衣草〔精油〕

用熱毛巾當成溫貼布來消除眼睛疲勞

薰衣草的放鬆效果眾所皆知，其實它也是具有藥用效果的香藥草。薰衣草的種類和產地不一，但真正的薰衣草只採自高地，特色是**富含鎮定交感神經興奮的乙酸沉香酯**，而且原液可直接塗抹肌膚。薰衣草精油很適合用於舒緩壓力、感冒和肩頸僵硬產生的頭痛。直接在指尖塗抹精油，按摩太陽穴和頭皮即可。另外，在熱水滴入一、兩滴精油，浸濕毛巾後擰乾，當成貼布覆蓋在眼睛上也很有效果。用眼過度的人若有這瓶精油會很方便。

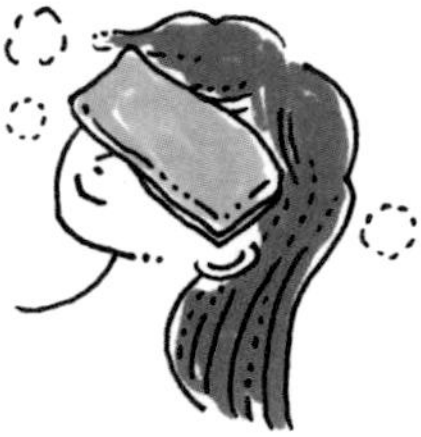

MINI COLUMN

法國暢銷產品——加納穀物

日本很難買到的加納穀物（Griffonia）酊劑，是法國香草藥局中緩解偏頭痛最暢銷的品項。對頭痛的人來說，它的存在宛若救世主。

在水中滴幾滴飲用，大約一小時後，頭痛和頭部的沉重感會完全消失。它的特色是消除疼痛的藥用效果極佳，但是不會讓人無法入睡。對於壓力荷爾蒙分泌過剩引起的頭痛，或血管不夠暢通產生的偏頭痛都能發揮不錯效果。但請避免和頭痛藥合併使用。

天然藥物列表

- 香蜂草
- 胡椒薄荷
- 薰衣草
- 加納穀物

肩膀僵硬

許多人都有的肩膀僵硬問題，可使用精油按摩來舒緩。喜歡用貼布的人用起來也比較放心，並能感受到效果。

冬青〔精油〕

有溶解疲勞物質並排出的作用

如果乳酸等疲勞物質堆積，肌肉就會緊繃僵硬。冬青精油含有很多天然的水楊酸甲酯，有助緩解疲勞物質的堆積。市售的貼布配方就含有水楊酸甲酯，所以對習慣用貼布的人來說，應該也會覺得冬青精油很好用。

這種精油效果極佳，在五毫升的基底油內滴入一滴，按摩身體，就能感覺到它的成分明顯滲入身體。冬青內含的水楊酸甲酯可**促使堆積的乳酸流動，所以想促進循環代謝時，很建議使用。**

在法國，甚至有人會將品質好的冬青精油直接塗抹在僵硬的身體部位。但是，冬青屬於作用較刺激的精油，請在手臂內側等經過貼膚測試後再使用。另外，懷孕和哺乳中的女性及幼兒都不可使用。

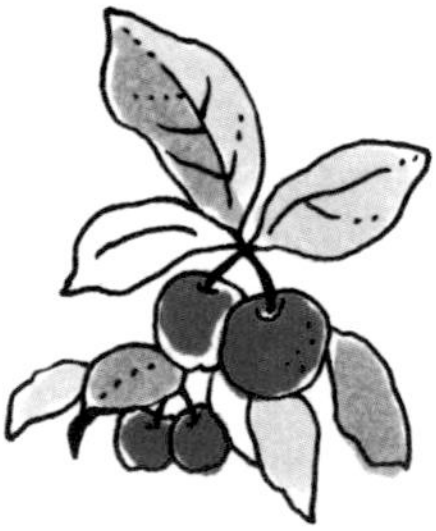

迷迭香〔精油〕

血液循環不良引起的肩膀僵硬最適合使用

迷迭香精油富含樟腦、桉油醇等促進血液循環的成分。雖然舒緩疼痛的效果不強，但很適合用於**緩解血液循環不佳產生的肩頸僵硬和頭痛**。

迷迭香精油的原液不可直接塗抹肌膚，使用時，在五毫升的基底油內滴入一滴，如果手邊有冬青精油也可一起加入，用來按摩不舒服的部位。比如，按摩肩頸、頸窩、頭皮，症狀就會減輕很多。此外，它還可以改善肌肉痠痛、浮腫、手腳冰冷等症狀，是很方便的精油。但是懷孕、哺乳中的女性和幼兒都不可使用。

杜松〔香藥草〕、絲柏〔精油〕

排除疲勞老廢物質

杜松的功效是可**排出體內堆積的多餘水分和肌肉的疲勞物質**，建議和迷迭香混合成香藥草茶飲用，可疏通血液和淋巴液的阻滯，減輕肩頸僵硬。

絲柏精油在**排出多餘水分和老廢物質方面也有優異效果**，可當成按摩油或在沐浴時使用。在浴缸內的熱水滴入三至五滴用來泡澡，不只可舒緩肩頸僵硬，還可預防浮腫和橘皮組織。

天然藥物列表

- 冬青
- 迷迭香
- 杜松
- 絲柏

手腳冰冷〈常見植物篇〉

手腳冰冷不是單純的體溫問題，而是自律神經失調或肌肉量不足等各種原因交錯所造成，必須持續針對問題改善。

梅醬番茶

改善手腳冰冷，還可消除疲勞

醃漬梅的成分可以消除深入體內的寒氣，所以梅醬番茶是因應手腳冰冷的最佳飲品。它沒什麼咖啡因，趁熱喝能暖和身體。尤其建議夜晚、睡前飲用，**身體會慢慢變得溫熱、分泌褪黑激素，進入深度睡眠**（作法請參照三十四頁）。

眾所周知，薑對緩解手腳冰冷很有幫助，也可加入梅醬番茶中，藉由薑辣素的成分促進血液循環。

薑〔精油〕

藉由按摩溫暖身體

除了以食材的形式攝取薑之外，用薑精油按摩，也能有效改善手腳冰冷。照護機構也經常使用，可見其安全性之高，所以手腳經常冰冷的人請準備一瓶吧。在五毫升的基底油中加入一滴用手抹開，按摩冰冷的部位即可。**薑的成分不只可溫熱身體，還有排毒及提升免疫力的效果**。它也能促進血液循環，所以想舒緩肩頸僵硬和腰痛，或感冒初期也能使用。

薑湯 由體內瞬間溫暖起來

雖然使用精油從外側按摩也不錯，不過也別忘了同時食用或飲用薑，從體內獲得溫暖的照護。服用市售的薑湯或薑糖漿是一個方式，自己做也很簡單。將一般生薑磨成薑泥使用也可以，不過想獲得更好的效果，建議使用乾燥後的薑。這是因為**薑經過加熱或乾燥後，會大量釋出溫熱成分的薑酚**。生薑切片曬一整天，就可製成簡易的乾燥薑片。薑片以小火慢煮會釋出辛辣成分，大幅提升溫熱的效果。想方便攝取時，可以把新鮮的薑磨成泥後冷凍保存。薑的成分即使冷凍也不會損壞，所以先全部磨成泥後冷凍保存，要加入茶飲或料理使用時就很方便。

〔薑茶〕的作法

❶二百毫升的熱水中加入三至四片薑片（使用乾燥薑片爲佳）。
❷小火燉煮約十分鐘。
❸加入約一小匙蜂蜜即完成。

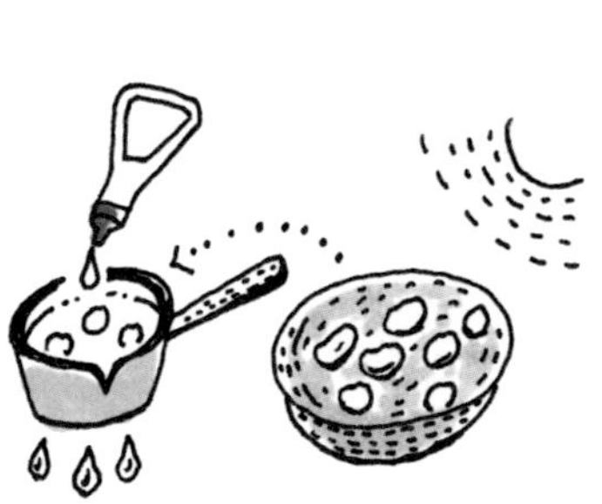

薑的水溶性成分會釋放於熱水中，飲用後能讓身體頓時溫暖起來。

此外，把薑切片曬乾後會釋出甜味，當成風乾水果般的零嘴吃也不錯。

天然藥物列表

- 梅子
- 薑（精油）
- 薑（食材）

手腳冰冷〈香藥草篇〉

女性荷爾蒙不足或自律神經失調引發的手腳冰冷，最適合用香藥草來調理。數週到數個月就會有明顯效果。

紅葡萄葉〔香藥草〕 滿滿的多酚類物質

多酚具抗氧化作用，可以守護我們的身體避免老化。雖然常聽到「紅酒擁有豐富的多酚」這種說法，然而葡萄果實的多酚含量並沒有那麼多，**葡萄葉的多酚含量依照採集地區而異，不過都是果實的約數十倍**。

不只葡萄，植物療法中取用的部位大多也不是果實而是葉片，其創造的能量可促進下一代的生長。如果有手腳冰冷的困擾，想促進血液循環，應該從葡萄葉攝取成分而不是葡萄果實。其中紅葡萄葉，**對於改善女性手腳冰冷的效果非常明顯**，其所富含的白藜蘆醇是多酚裡最具抗老效果的成分。另外，紅葡萄葉還有促進血液循環、保護血管的作用。在法國，這種香藥草經常用來治療有不孕困擾的女性。

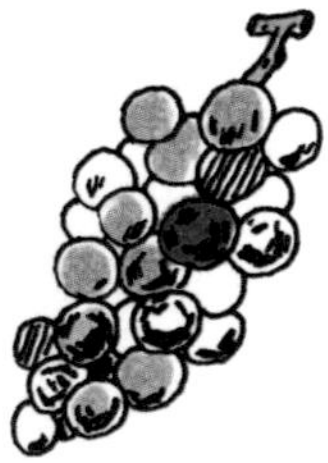

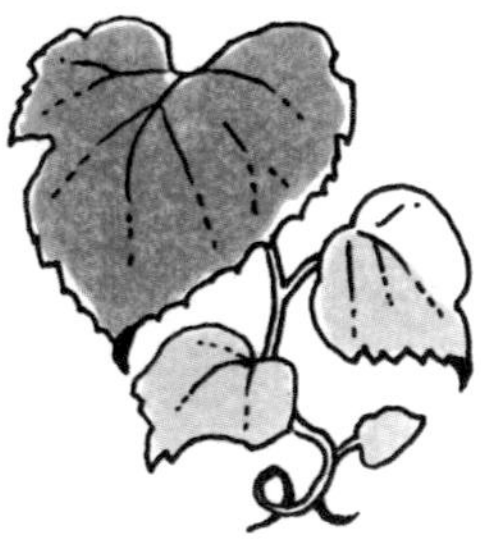

柚子、馬鬱蘭〔精油〕

促進血液循環，改善手腳冰冷

柚子表皮的點點紋路含有油分，主要的成分就是檸檬烯，**具有促進血液循環和改善血流緩慢的效果**，所以很適合用來改善手腳冰冷。手冰冷時，使用加入數滴柚子精油的基底油搓揉，馬上就會變暖。不只可以直接促進血液循環，它的香味還具有活絡副交感神經的作用，使體溫上升。泡澡時也可以加入柚子皮，有助於溫熱身體。

另外，也可以使用**促進血液和體液循環**的馬鬱蘭精油按摩。

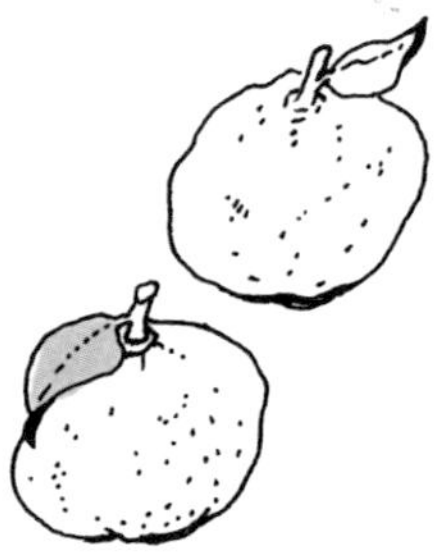

肉桂

將香料加入飲料或餐點

提到肉桂，大家的印象或許都是用來加入咖啡或紅茶。在歐洲，冬天經常飲用的辛香茶內也會加入肉桂，這是因為肉桂有溫熱身體的作用。肉桂所含的肉桂醛，**有擴張血管、促進血液流動、幫助排汗的作用**。棒狀或粉狀的效果相同，請選用自己方便的型態加入飲料或餐點使用。

便秘

改善便秘的藥物效果因人而異，有些人吃了會腹痛。本篇介紹的天然藥物可讓有便秘的人免去這類擔憂，溫和地調整腸道功能。

西洋蒲公英〔香藥草〕

溫和促進腸道功能

西洋蒲公英（Dandelion）不同於日本蒲公英[3]，其根部乾燥後製成的茶飲具有排出老廢物質的作用，能溫和去除腸道堆積的物質。炒過的蒲公英氣味芳香，是一種可代替咖啡的無咖啡因飲料故又稱「蒲公英咖啡」。它**除了能改善便秘，還因爲富含維生素和礦物質，具有促進消化、消除浮腫的功效**。從小孩到年長者，各年齡層都適用。

魚腥草〔香藥草〕幫助排毒的茶飲

自古流傳的日本三大民間藥之一，對於身體老化、飲食不均衡、纖維質不足等原因造成的便秘，它**能調節腸道狀況，幫助順利排便**。魚腥草的日文原本即有「排毒」之意，將其煎煮成茶飲服用，就能幫助排除身體的毒素。但是年長者攝取時請注意，魚腥草內含的槲皮苷有軟便的功效，有些人飲用後可能會有類似腹瀉的現象。這時也可改用牻牛兒苗，這也是一種可改善便秘，具整腸作用的香藥草。

糙米 做成湯飲，就成了便秘萬能藥

糙米湯很適合用來改善小孩或年長者的便秘。它有豐富纖維質，具整腸作用，還有溫熱身體的效果，食用糙米湯可謂「一舉三得」。有便秘煩惱的年長者飲用，大約一至兩天就能順利排便。

另外，女性產後初期因為會陰傷口疼痛導致的便秘問題也適用。糙米是有豐富維生素和礦物質的食材，但由於現代人咀嚼能力較弱，據說兩人中就有一人吃糙米會消化不良。經過發酵或用壓力鍋煮軟的糙米比較容易消化，但如果食用未經上述處理的糙米，就須細嚼慢嚥。正因如此，做成湯品就不會對腸胃造成負擔，甚至可以當嬰幼兒的副食品。我希望有便秘困擾的人，都能喝喝看這道湯品。

〔糙米湯〕的作法

❶ 一杯糙米用平底鍋乾炒至黃褐色。
❷ 炒過的糙米加入八杯水，用小火慢煮。
❸ 煮約二十分鐘後，用網篩撈起糙米，糙米湯完成。

沒有時間製作時，也可以利用市售的糙米糊。

另外，依喜好在糙米湯內加入番薯，就可以攝取到纖維質和具有整腸作用的成分，效果更佳。

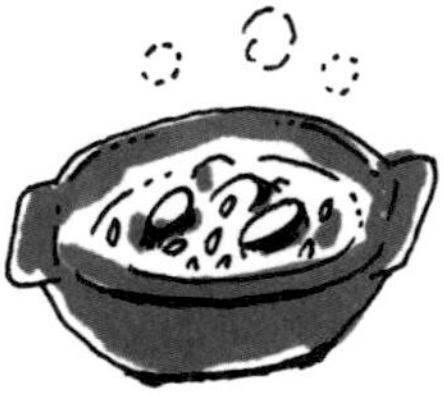

3 編注：西洋蒲公英也不同於台灣原生的蒲公英，但兩者都有藥用效果。

天然藥物列表

- 西洋蒲公英
- 魚腥草
- 牻牛兒苗
- 糙米
- 番薯

腹瀉

除了腸胃功能弱會導致腹瀉外，壓力和手腳冰冷也是原因。改善方法不是突然止住腹瀉，而是讓身體恢復穩定的排泄。

薑 幫助消化、舒緩腹痛

薑是大家熟悉的食材，它在抗菌、舒緩腹痛的鎮痙作用也很優異。它能**促進腸胃蠕動、幫助消化**，可將磨好的薑泥加入溫熱開水中做成薑茶飲用。市售的薑糖漿溶於熱水或開水中飲用也很方便。薑中刺刺的辛辣成分薑辣素可以刺激胃液分泌，促進血液流動。

薑能幫助腸胃功能運作，而不是勉強止瀉，溫和地調整身體。

西洋蒲公英、牻牛兒苗（香藥草） 優秀的整腸作用

在便秘一節中也介紹過的西洋蒲公英，其實也有助於舒緩腹瀉。除了可改善單純的腹瀉問題，**由於整腸作用優異，所以能因應任何一種腸胃困擾。**

牻牛兒苗也是自江戶時代起就有人使用的日本三大民間藥之一，不論是便秘還是腹瀉都可使用，自古就是效果極佳的腸胃藥，甚至有「不需要醫生」的美譽。將牻牛兒苗當成茶葉以小火煎煮約二十分鐘，濃濃飲用效果更佳。

梅醬番茶、八丁味噌

用發酵食品調整腸道、溫暖身體

對腸胃較弱的人來說，發酵食品就是「食物特效藥」。梅醬番茶（請見三十四、五十二頁）**可以舒緩腹瀉，還可溫暖身體**，是一種能溫暖腹部又無副作用的飲品，最適合腹瀉時服用。味噌也一樣，悉心製成的八丁味噌（請見四十三頁）有極佳的整腸效果。當味噌湯飲用、加入蔬菜食用或直接吃味噌丸都能發揮效果。這類**發酵食品是「有利黏膜的發酵藥」**，所以關鍵在於挑選精心製作的產品。另外，味噌發酵得愈久，熟成度愈高，如果可以選擇，建議挑選發酵較久的產品。

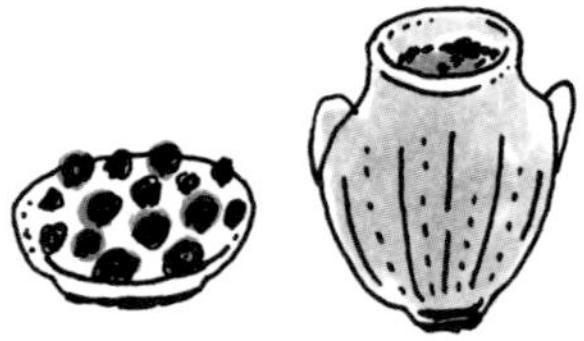

MINI COLUMN

日本戰國時代的武將也隨身攜帶味噌丸？

將味噌捏成球狀，稍微乾燥後就成了「味噌丸」，攜帶方便。我去國外時會帶著味噌丸，將它溶於熱水做成簡易味噌湯，其實戰國時代的武將也很喜歡這樣使用。這是因為當時的戰場沒有廁所，衛生環境不佳，而腹瀉攸關個人的生死存亡。這時整腸作用優異、做成球狀的八丁味噌丸就能派上用場。除了腹瀉，味噌對於肌膚再生和黏膜問題都很有效，所以味噌丸就成了武將遠征時的必需品。

天然藥物列表

- 薑
- 西洋蒲公英
- 牻牛兒苗
- 梅子
- 八丁味噌

花粉症

花粉症讓許多日本人很困擾，甚至已成了大家口中的日本國民病。
在花粉季節到來之前，請運用來自大自然的藥物盡早保養。

蕁麻〔香藥草〕可淨化血液

蕁麻有豐富的維生素和礦物質，在預防花粉症方面有顯著成效。建議有花粉症的人在花粉症季節來臨前就先服用。它可以**輔助腎臟功能、淨化血液**，在歐洲自古就是早春不適時用來調理身體的香藥草。將蕁麻煎煮成香藥草茶飲用，就可以安穩度過花粉症的季節。市售緩解花粉症症狀的香藥草茶中也一定會加入蕁麻。其效果溫和，連孕婦都可以飲用。

接骨木花〔香藥草〕用於舒緩黏膜的發炎症狀

接骨木花**能舒緩眼睛、鼻子等黏膜的發炎症狀**。在歐洲也經常用於流感和感冒初期。用它煮的香藥草茶帶有香甜味，很好入口，單喝就很好喝。另外，加入有相同作用的小米草，能更有效預防花粉症。接骨木糖漿近來也很方便購買，可用冷開水、熱水或氣泡水稀釋後飲用。

澳洲尤加利〔精油〕

所含成分直接有益黏膜

澳洲尤加利含有高比例的桉油醇，這個成分能**化解黏液並將它排出，有助於呼吸順暢**。澳洲尤加利的效果較溫和，嬰幼兒也能使用。另外，可以將精油滴在口罩內側，或滴一滴在水杯中當漱口水。另一種方式是滴一滴在紙巾，將紙巾捲成球狀塞入鼻中，用手指按住另一個鼻孔，慢慢吸氣再從嘴巴吐氣，另一個鼻孔也反覆這個動作。雖然鼻子會有點塞，**但是這個方法可直接排出黏膜沾附的花粉、細菌和 PM2.5**。

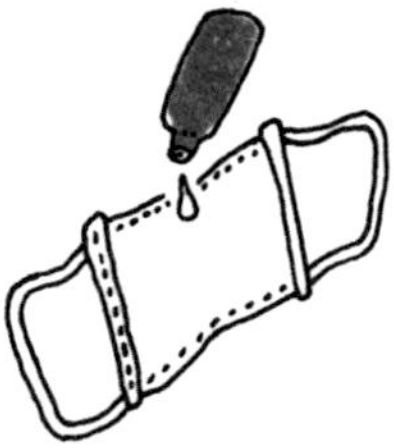

柿葉、牛蒡、百里香〔香藥草〕

用茶飲促進呼吸順暢

柿葉含有許多維生素C、礦物質和類黃酮。其中一種類黃酮紫雲英苷（又稱黃耆苷），**功效是抑制引起過敏的組織胺分泌，以及抑制對過敏原產生反應的蛋白質製造**。另外，牛蒡除了可以抑制過敏，甚至能修復**受損黏膜**。百里香則能**有效消除花粉症產生的不適症狀**。上述不論哪一種作成茶飲服用效果都很溫和，連孕婦和小孩都可以飲用。

天然藥物列表

- 蕁麻
- 接骨木花
- 小米草
- 澳洲尤加利
- 柿葉
- 牛蒡
- 百里香

異位性皮膚炎〈香藥草篇〉

有異位性皮膚炎的人會因為身體搔癢而不自覺抓撓，使症狀更加惡化。藉助植物的力量鎮靜發炎和搔癢症狀，就可持續改善肌膚狀態。

德國洋甘菊〔香藥草〕

有絕佳的抗發炎功效

不論是香藥草茶還是精油，德國洋甘菊因功效強大而有「過敏良藥」的美譽。它所含的母菊天藍烴是一種優秀的抗發炎成分，連市售漱口藥水都會使用，對於因異位性皮膚炎抓撓，使**肌膚產生的發炎症狀，也能有效幫助鎮靜**。

德國洋甘菊另一個重要功效是抗組織胺的作用。組織胺普遍存在於細胞內，但是大量分泌時會引發搔癢。德國洋甘菊**可以抑制組織胺的分泌，舒緩異位性皮膚炎或過敏的症狀**。它還有很好的放鬆效果，因此緊張等壓力導致的過敏也可用它來舒緩。

如果要做成香藥草茶飲用，請靜置萃取約十分鐘以上。同屬洋甘菊的羅馬洋甘菊並沒有甘菊藍的成分，所以請一定要選擇德國洋甘菊。

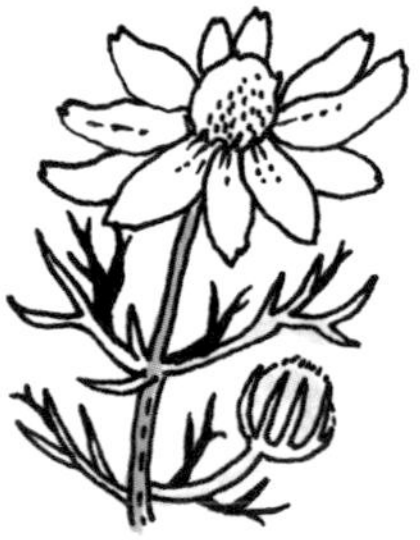

德國洋甘菊〔精油〕

可塗抹於肌膚舒緩搔癢

德國洋甘菊精油的特色是呈深藍色。在五毫升基底油內滴一滴德國洋甘菊精油，混合後直接塗抹於肌膚，就能發揮效果。也可以用化妝棉吸附混合後的基底油，當成貼布敷在患部。德國洋甘菊含有的**抗發炎成分母菊天藍烴能發揮作用，大大舒緩搔癢和疼痛**。

除了肌膚症狀，它還可以緩解異位性皮膚炎產生的壓力。大約四千年前起，德國洋甘菊在歐洲就是大家熟知的代表性香藥草，經常用於敏感性肌膚的保養和做為沐浴劑。

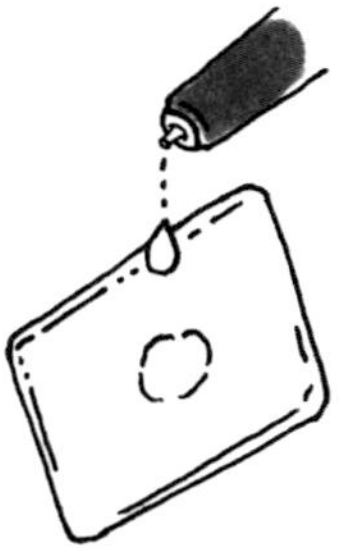

大麻籽、月見草〔油〕

可改善異位性皮膚炎的油

大麻籽油可提升肌膚的防禦機能。它散發著清爽的堅果風味，但不耐熱，所以建議淋在沙拉上食用。大麻籽油是很理想的食用油，其中的Omega-3和Omega-6的比例為一：三，**可以加速身體代謝、提升免疫力、抑制過敏反應**。

另外，也推薦大家使用月見草（晚櫻草），歐洲的醫院經常使用它來治療異位性皮膚炎。月見草服用的方式有酊劑、萃取液、油狀膠囊。

天然藥物列表

- 德國洋甘菊
- 大麻籽
- 月見草

異位性皮膚炎〈常見植物篇〉

很多日本自古以來常見的植物，也可用於異位性皮膚炎的照護。請活用日本漢方的智慧溫暖身體、減輕症狀。

艾草（香藥草） **溫暖身體，同時滋潤肌膚**

在東洋醫學中，治療異位性皮膚炎的重點在於**「溫熱身體，促進血液循環」**。治療時最常利用的方法是艾草浴，艾草在中藥店就能買得到。

在鍋中放入一把艾草和水，用小火慢煮約十分鐘，再將湯汁倒入浴缸泡澡。如果覺得不方便，也可在泡茶的茶袋中裝入滿滿艾草，直接放入浴缸泡澡。艾草的**保溫效果很好，還可促進血液循環**，能讓全身變得暖呼呼。另外，艾草**不但可以滋潤肌膚，還具有止痛、抗發炎的作用**，能當成溫灸的素材。即使有異位性皮膚炎，身體一熱就容易癢，泡艾草浴也可以使肌膚潤澤而得到舒緩。除了異位性皮膚炎，因濕疹引起發炎症狀的人也可使用。

當茶飲的效果也很好，適合有異位性皮膚炎、神經痛、貧血困擾的人飲用。由於不是很好入口，建議加入蜂蜜增添一點甜味。

麒麟草〔香藥草〕

可做成止癢的保濕沐浴劑

艾草的抗菌和抗發炎效果極佳，也可當成貼布覆蓋於產後的陰部。異位性皮膚炎的肌膚抓了容易受傷，如果泡艾草浴，就不會那麼癢，可盡快治癒傷口。

麒麟草（又名加拿大一隻黃花）也一樣擁有極佳效果。將其乾燥後裝滿茶袋放入浴缸，就成了有**超強保濕、排毒效果和抗發炎作用**的沐浴劑。不論哪一種香藥草都不能完全治好異位性皮膚炎，但是在舒緩強烈搔癢和疼痛的同時，可溫暖身體、滋潤肌膚，而使症狀大幅緩解。

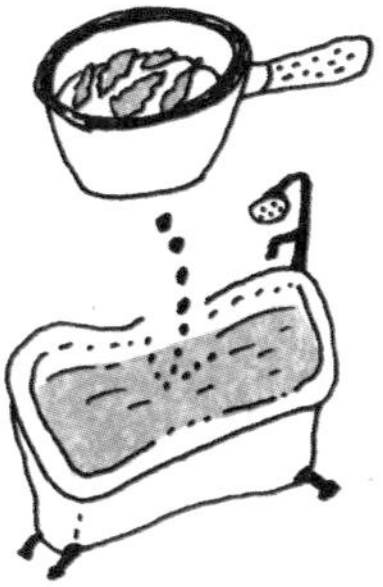

MINI COLUMN

江戶時代流行的漢方藥──紫雲膏

紫雲膏是用名為紫根的藥材、芝麻油，再加上蜜蠟混合製成的乳霜。這是日本醫生根據中國明代書籍的處方製成的古老軟膏，有益於抑制發炎和搔癢，在江戶時代相當盛行，現在仍可在藥局等地輕易購得，是頗具效果的軟膏。它在舒緩發炎症狀、不留疤痕、治療傷口上都有優異的效果，所以建議用於異位性皮膚炎所導致的肌膚乾燥和壓瘡的照護。如果有燒燙傷或一般傷口，塗上一層紫雲膏，再緊緊覆蓋保鮮膜，就可以盡早癒合。

過敏

有很多原因會引發過敏，從食物到灰塵都可能是過敏原。過敏屬於免疫疾病，請藉助植物的力量調節免疫力。

德國洋甘菊〔香藥草、精油〕

沒有副作用的抗組織胺植物

異位性皮膚炎一節會介紹的德國洋甘菊，**它的功效是抑制引起過敏症狀的「組織胺」**。它舒緩過敏反應的效果和化學性的抗組織胺藥相同，但是不會產生嗜睡等副作用，這是它的特色。由於它也具有放鬆身心的作用，建議可飲用香藥草茶或將精油加入基底油按摩。德國洋甘菊精油的特色是呈藍色，有抗發炎的作用。

貓爪藤、紫錐花〔香藥草〕

調節免疫力

目前引發過敏的機制雖然還有尚待釐清的部分，但據研究顯示，免疫力低下也是原因之一，而貓爪藤就有提高免疫力的功效。**它含有六種生物鹼，可抑制過敏產生的體內發炎、增強免疫力**。在日本也可以購得貓爪藤的保健食品和香藥草茶。另外，環境變化造成免疫力低落時，紫錐花也有改善的效果。氣溫或氣壓變化導致身體變虛弱時，請服用紫錐花茶或酊劑。

南非醉茄〔香藥草〕 超級抗過敏的植物

在日本大家還很陌生的南非醉茄，在印度阿育吠陀醫療中是相當有名的「香藥草女王」。不論在抗發炎，還是增加免疫力的效果上都很優異，更被視為抗癌劑而持續研究中，是一種超級香藥草。南非醉茄也被視為有效的精力劑，所以歐美針對備孕人士的保健食品中也會使用。

南非醉茄的特色是含有大量皂素或生物鹼等**舒緩過敏症狀的成分**。據說在一些栽種南非醉茄的地方，食用它的年長者都能無病善終，因而有「無病善終草」的美名。在日本要購買相關保健食品也很容易。

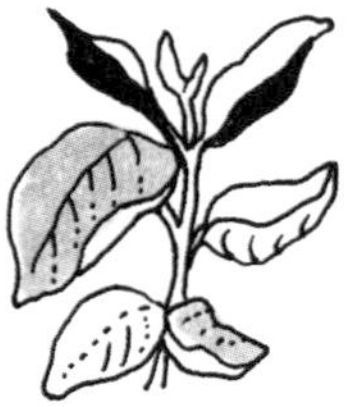

舞菇 菇類中最特別的「抗過敏藥」

由孢子長成的菇類有高度的免疫調節功效，具有如「抗過敏藥」般的作用。

其中舞菇最特別，含有**活化免疫細胞**的物質β-葡聚醣和MD fraction，這些成分可抑制過敏，提高身體免疫力。有過敏困擾的人可以每天攝取，燉煮、燒烤或加入味噌湯食用皆可。

天然藥物列表

- 德國洋甘菊
- 貓爪藤
- 紫錐花
- 南非醉茄
- 舞菇

暑熱不適

天氣太熱，會讓人食欲不振、疲倦、浮腫，這時就用能消除疲勞和排出多餘水分的組合來改善。

瑪黛茶 含有大量類黃酮的「飲用沙拉」

瑪黛茶含有鐵、鈣等礦物質，維生素A和B，以及大量類黃酮，是有名的「飲用的沙拉」。它是疲勞時珍貴的營養來源，**還有抗氧化、散熱以及提升免疫力等作用**，有讓人從暑熱不適恢復精神的效用。瑪黛茶對身體疲勞或精神不濟等都很有效果，可當成夏季飲品。但是喝冷飲會讓胃部受寒耗損，所以請盡量溫熱飲用。

木槿＋玫瑰果〔香藥草〕 可輕鬆消除疲勞的維生素C源泉

維生素C**有極佳的抗氧化作用，是消除疲勞和舒緩壓力時必備的營養來源**。我也很推薦飲用維生素C豐富的香藥草茶來補給。木槿茶和玫瑰果茶香味和色澤兼具，即使暑熱不適時也很好入口，所以請當成常備飲品。將這兩種香藥草混合，就成了簡易又具高營養價值的茶飲。維生素C無法存在體內，藉由食物或茶飲一點一點攝取，可提升消除疲勞的效果。

香菜、苦瓜

排毒＋補充維生素和礦物質

香菜（芫荽）是泰國、馬來西亞和印尼等熱帶地區料理不可缺少的食材。夏天流汗時，身體容易流失維生素和礦物質，香菜就可以用來補充營養。它的香味獨特，香味中所含的成分有**吸附油脂並且排出的作用**。另外，同樣在熱帶地區很受歡迎的苦瓜，也是可當成舒緩暑熱不適的食材。為了有效攝取豐富的維生素，建議搭配蛋白質一起食用，做成沖繩炒苦瓜也是理想的食用方法。

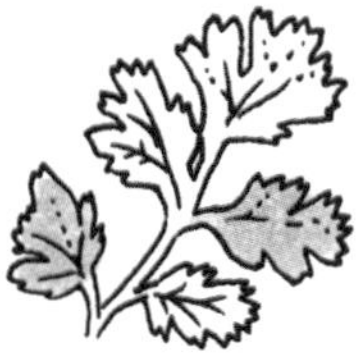

甘酒

營養價值高的「喝的點滴」

甘酒經常被視為享樂品，不過它是完全依照古法製成的發酵品，營養價值高，對於改善暑熱不適也有很明顯的效果。甘酒所含的胺基乙醯丙酸，是促進能量代謝必備的重要胺基酸，可**提高代謝力和細胞再生的能力**。夏季疲倦時，體內水分會隨著排汗流失，所以可把甘酒當成補充水分的最佳飲品。甘酒在日本自古就是營養飲品，甚至有自平安時代就開始飲用的說法。市面上也有不含砂糖，用麴發酵的產品，請選擇這類甘酒。

天然藥物列表

- 瑪黛茶
- 木槿
- 玫瑰果
- 香菜
- 苦瓜
- 甘酒

宿醉

對於不小心飲酒過量引發的宿醉，植物的力量也能發揮緩解效用。請利用它們的排毒作用，消除反胃想吐等胃部的不適。

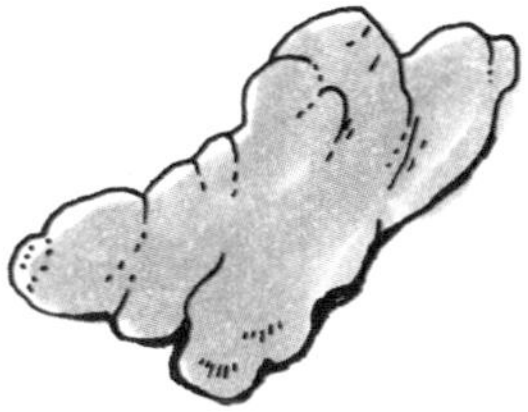

醃漬梅 排出酒精毒素

醃漬梅的酸味中含有具解毒作用的檸檬酸和促進肝功能活絡的苦味酸，在日本一直都用於消除宿醉或當作散熱劑使用，也很適合用來緩解暈車的不適。醃漬梅加入茶中攪散飲用很方便，不過如果有時間最好做成梅醬番茶（請見三十四頁）。宿醉時，這種茶也很好入口，能讓身體溫熱，使內臟恢復活力。選擇醃漬梅的重點在於挑選用古法醃製的酸醃漬梅，而不是現今添加甜味好入口的醃漬梅。

薑黃〔香藥草〕 消除噁心和暈眩感

薑黃由於日本人喝酒前會吃薑黃而為人所知，這是因為薑黃含有的薑黃素多酚可以輔助肝臟排毒的功能。最近市面上出現很多相關保健食品，很方便購買選用。除了酒之外，薑黃還能有效輔助因飲食過於油膩和壓力大變得虛弱的肝臟。

胡椒薄荷、菩提樹〔香藥草〕

清爽的香味和成分讓胃舒服

因宿醉消化不良或反胃想吐時，最適合飲用清爽的胡椒薄荷茶。它所含的薄荷醇會帶來清涼感，可抗發炎、促進血液循環，並能幫助消化、調理胃部不適。另外，這個成分是可輕易附著在黏液上，所以**最適合用於因宿醉而胃黏膜狀態不佳時**。新鮮薄荷茶雖然好喝，不過如果希望有藥效，最好是飲用乾燥薄荷泡的香藥草茶。如果手邊有菩提樹花葉製成的香藥草，將其加入胡椒薄荷混合，就能完美消解宿醉。菩提樹除了可**排出老廢物質，也有利尿、幫助消化等消除宿醉所需的功效**，也是很適合用於消除浮腫和減重的香藥草。

杜松〔香藥草、精油〕

成分和香味都有排出老廢物質的超強作用

杜松富含α-蒎烯和月桂烯等排毒成分，**可提高肝臟功能排出酒精**，讓宿醉產生的昏沉感一掃而空。只要購買市售的香藥草飲品或萃取液，就能方便飲用。

另外，聞杜松精油的香味能讓人精神一振，但建議可混入基底油按摩胸口，如果時間允許，也可將精油加入浴缸泡澡，也可以混合檸檬和迷迭香。

天然藥物列表

- 梅子
- 薑黃
- 胡椒薄荷
- 菩提樹
- 杜松

強健滋補〈容易疲勞〉

身體疲勞時，免疫功能也會低落。這些天然藥物不只能緩解日常疲勞，也適用於產後虛弱時的照護。

大蒜、洋蔥

組合成滋補強健的來源

大蒜和洋蔥是常見食材，所富含的大蒜素成分很適合用於強健滋補。**大蒜素和維生素B_1結合產生的蒜硫胺素，是活力的根源。**

日本人有句話說：「想消除疲勞，要攝取豬肉、糙米和豆類的維生素B_1」，但是只有這些無法強健滋補，還必須要有大蒜素。此外，也可加入富含維生素B_1的洋蔥，利用相乘效果消除疲勞。豬肉、洋蔥和大蒜一起炒成的料理，是消除疲勞的最強餐點。

另外，身體疲憊不堪時，血液流動容易緩慢，而且會產生代謝變差、熱量燃燒速度減緩的防衛反應。這種時候，大蒜**能消除疲勞，還能使身體溫熱，可謂一舉兩得**。一旦體溫上升，大蒜素就容易發揮功用，幫助調整體質。順帶一提，洋蔥皮對於消除疲勞也很有效。市面上有販售粉末狀的產品，建議加入湯品飲用。

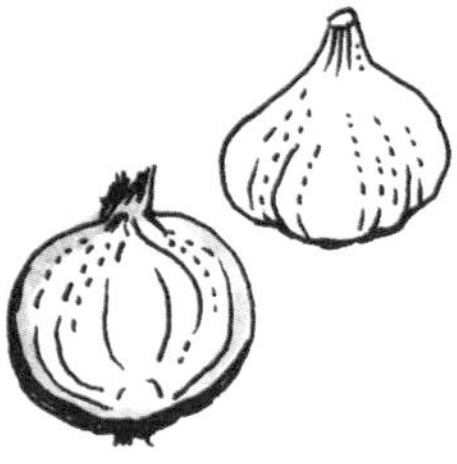

南非醉茄、紫錐花〔香藥草〕

提高免疫力、增強體力

在印度阿育吠陀醫療中，南非醉茄用於強健滋補和治療自體免疫疾病，可說是萬能的適應原香藥草[4]（請見一七一頁），而且它容易攝取，**適合極度疲勞時使用**。南非醉茄的葉片可做成香藥草茶，根部做成酊劑或保健食品，效果都很好。紫錐花同樣可以**提升免疫力**，所以感到疲憊時建議立刻飲用香藥草茶或酊劑。高麗蔘也是具有強健滋補作用的著名香藥草，它含有近似性荷爾蒙的類固醇，在增強精力方面也很有效。但在極度疲憊，比起精力更需要恢復體力時，南非醉茄有比較好的效果。

檸檬

檸檬酸可分解疲勞物質

檸檬富含的檸檬酸**可分解疲勞時會產生的乳酸，有減輕疲勞的作用**。攝取的關鍵在於不要飲用市售的檸檬汁，而是要飲用現榨檸檬汁。帶去運動時，可將新鮮檸檬放在水中，要飲用時再次擠壓果皮就能提升效果。葡萄柚、醋和醃漬梅也同樣含有檸檬酸，容易疲勞的人可將梅醬番茶（作法請參照三十四頁）當成日常飲料，在溫熱身體的同時消除疲勞。

4 編注：適應原（Adaptogen）香藥草是指可幫助身體抵抗各種壓力源的植物，無論這種壓力是來自物理的、化學的或是生物的。

天然藥物列表

- 大蒜
- 紫錐花
- 洋蔥
- 檸檬
- 南非醉茄
- 梅子

增強精力

提到「增強精力」，大家很容易覺得這是男性的需求，然而對女性而言也很重要。因為這也關係到免疫功能等，希望大家都能正視。

高麗蔘〔香藥草〕

類雌激素作用可增強女性精力

高麗蔘所含的人蔘皂苷成分有類似女性荷爾蒙雌激素的作用，所以不論男女，都適合用它來增強精力，消除疲勞。請大家重新重視性欲的重要，如果四十多歲就沒有性需求、有勃起功能障礙煩惱的人，都表示免疫力低落，可用酊劑或保健食品盡早保養。

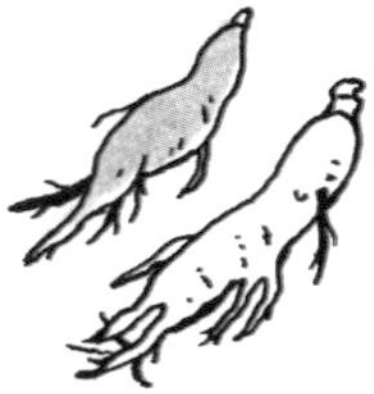

瑪卡〔香藥草〕

保持荷爾蒙平衡

瑪卡是原產於秘魯的一種植物的根部，因有超級食物之稱而為人熟知。它有促進荷爾蒙平衡的效果，近似性荷爾蒙的類固醇成分含量比例極高，能調節自律神經，所以對改善月經失調或手腳冰冷有幫助。由於它能調理女性身體，所以也可用於備孕時期。另外，它含有豐富的胺基酸、礦物質和維生素類，極度疲勞時也可使用。除此之外，它還含有精胺酸，能促進生長荷爾蒙分泌。

刺五加〔香藥草〕消除身心疲勞

刺五加（西伯利亞人蔘）根部含有豐富的維生素A和芝麻素等成分，在身心感受極大壓力時可使用。它和高麗蔘一樣，可稱為萬能的適應原香藥草（請見一七一頁）。在疲勞累積、病後調養，以及減緩精神壓力時等都可以使用。它在提高免疫力和抵抗力這點和高麗蔘相似，不過又另外具有**調節自律神經，提升注意力、爆發力和運動能力的效果**。刺五加有香藥草茶、酊劑、保健食品、人蔘酒等不同形式，請依個人方便攝取。不過，雖然它的成分對嬰幼兒無害，卻有退奶的作用，請哺乳中女性攝取時要注意，可於停止哺乳後使用。

蘆筍、黑芝麻 含有建議男性攝取的兩大成分

蘆筍或豆芽菜等含有的天門冬胺酸，是男性想增強精力時可攝取的成分。它是一種**促使中樞神經興奮的神經傳導物質，也和消除疲勞以及蛋白質合成有關**。另外，黑芝麻、大蒜、牡蠣和肝等含有的鋅，也被**稱爲「性的礦物質」，和精子的質與量相關**，因此可積極攝取。鋅也是人體中約一百種酵素的成分，所以也有益於美膚美髮。

天然藥物列表

- 高麗蔘
- 瑪卡
- 刺五加
- 蘆筍
- 黑芝麻

眼睛乾燥疲勞

現代人經常使用電腦或手機，難免容易用眼過度。眼睛不適和精神疲勞也息息相關，所以請盡早留意呵護。

西番蓮〔香藥草〕

適用於神經疲勞引發的眼睛困擾

西番蓮經常用於緩解睡眠困擾。神經使用過度無法入眠的狀況，很類似眼睛疲勞的機制，所以眼睛疲勞時飲用西番蓮茶也會有很好的效果。它所含的生物鹼可以**調節過於興奮的交感神經中樞**。

但是嚴禁開車前飲用，也不得和抗憂鬱劑合併服用。

小米草〔香藥草〕

兒童也可飲用的眼睛保健茶

在歐洲，小米草茶也常用在孩童的視力保健上。它**有舒緩眼睛緊繃和過敏症狀的功用**，對工作上常使用電腦或從事精細作業的人來說是很好的香藥草。它抗發炎的效果也很好，建議眼睛充血或搔癢時飲用。工作上有大量精細作業、用眼過度的人，眼睛經常容易疲勞，而視神經疲勞也可能引發憂鬱症，要盡早注意保養。

菊花〔香藥草〕

滿滿的維生素A能舒緩眼睛疲勞

菊花富含有益眼睛的維生素A，也含有大量礦物質和抗氧化成分，**舒緩眼睛疲勞的功效極佳**，所以眼睛疲勞或乾澀時，建議可來杯菊花茶。但是要選擇以漢方茶販售的產品，而不是一般用來當休閒飲品喝的菊花茶。

在韓國，菊花茶以適合神經過度緊繃的人飲用而相當有名。雖然不是很美味，但是如果想獲得完整藥效，建議連茶飲中的菊花也一起食用。日本料理中的涼拌菊花，因調理法的關係，成分略有改變，但也含有豐富維生素A和抗氧化成分，所以也可說具有舒緩眼睛疲勞的作用。

藍莓

用花青素消除眼睛疲勞

藍莓有益眼睛眾所周知，它含有豐富的花青素。花青素會促進視網膜視紫質的增加，這是一種將光傳至腦中的物質，能有效消除眼睛疲勞。另外，**可幫助視網膜和微血管的血液循環**。

在北歐等冬季嚴寒、夏季日照時間長的地區取得的藍莓，據說花青素成分最豐富。

天然藥物列表
● 西番蓮
● 小米草
● 菊花
● 藍莓

口腔潰瘍

口腔潰瘍一旦發生過一次，就很容易習慣性地發作。請用抗菌力高的精油和維生素盡快保健。

覆盆子葉〔香藥草〕

維生素和礦物質豐富的黏膜保健香藥草

對於因黏膜薄弱造成的口腔潰瘍，維生素的攝取是重點。覆盆子葉茶不但擁有豐富的維生素和礦物質，還有抑制黏膜發炎的效果，一舉兩得。它也具有收斂作用，除了口腔潰瘍，還可緩解喉嚨痛和花粉症症狀。此外，覆盆子葉是處理婦科困擾經常使用的香藥草，就「黏膜」的層面來看，口腔和陰部是相同的。覆盆子葉不但可調理薄弱的黏膜，還可從內側給予修復。

澳洲茶樹〔精油〕

用可直接塗抹肌膚的精油抑制發炎症狀

澳洲茶樹精油不但有極佳的抗菌作用，還可直接塗抹患部，非常方便。在五毫升的食用油內加入一滴澳洲茶樹精油混合，以棉花棒沾取，輕輕塗抹在口腔潰瘍處即可。也可以用殺菌力和抗發炎效果佳的薰衣草來取代。將一滴澳洲茶樹精油加入水中做成漱口水，還能預防口腔潰瘍和口臭。

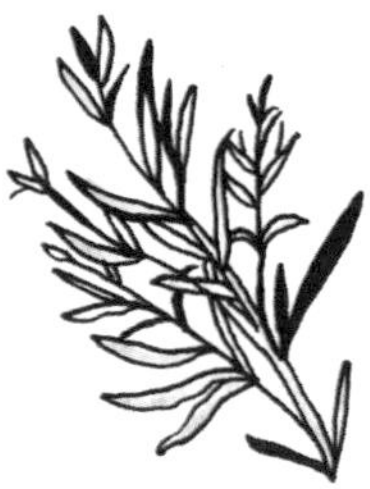

青花菜 用滿滿的維生素強健黏膜

維生素B群有調理肌膚和黏膜功能的作用，不過在現代人的飲食生活中卻常攝取不足。容易口腔潰瘍的人請有意識地攝取維生素B群，而且還要留意「維生素的協同作用」。例如，比起只攝取維生素B_1，連同維生素B_2、B_6一起攝取更能促進功效。所以我很推薦食用維生素B群均衡的青花菜。攝取其他食材時，也請注意食材的搭配。如果想攝取維生素B_1，請選擇糙米和豬肉，維生素B_2請選擇納豆和雞蛋，鮪魚和鯖魚等魚類中則有豐富的維生素B_6。

另外，酒精會消耗體內的維生素，所以口腔潰瘍的人請勿飲酒。

MINI COLUMN

牙齦浮腫請使用丁香

明明沒有蛀牙，卻牙齦腫脹、彷彿齒牙動搖般的疼痛，這時幾乎都是因為疲累、免疫力低下或肩頸僵硬產生的疼痛。若口中有疼痛感，但無法馬上去看診，可以使用丁香精油。它又名「天然的麻醉藥」，用棉花棒沾取一滴塗抹在牙齦，就能迅速消除疼痛。丁香精油是從丁香這種辛香料中萃取出的成分，在日本雖然不常見，但是家裡最好都能備著這款精油。

天然藥物列表

- 覆盆子葉
- 澳洲茶樹
- 薰衣草
- 青花菜
- 丁香

割傷和燙傷

植物的能量驚人，能快速使小傷口癒合。有幼兒的家庭，可在家中常備本節介紹的精油和香藥草。

薰衣草〔精油〕

自古就受到喜愛的萬能香藥草

薰衣草有殺菌、止痛以及幫助皮膚再生等多種功效。薰衣草香味的主成分乙酸沉香酯和芳樟醇可以舒緩發炎症狀，所以不但能使傷口盡早癒合，還比較不會留下疤痕。但仍有極少數的人會對它產生過敏現象，所以需要在手臂內側做貼膚測試，如果沒有特別問題，建議塗抹原液。傷口和燙傷的部位清洗乾淨後，用手指捲一塊紗布或用棉花棒沾取薰衣草精油，直接塗抹傷口。

在法國，生產時剪開會陰造成的傷口，也會使用薰衣草照護。通常會陰剪開會留下傷疤，但若使用薰衣草精油照護，就不太會留下疤痕。

要達到這樣的效果，最好使用來自法國和義大利等符合氣候條件的薰衣草精油（內含七〇%以上的乙酸沉香酯和芳樟醇成分，或標註為真正薰衣草的精油也可以）。

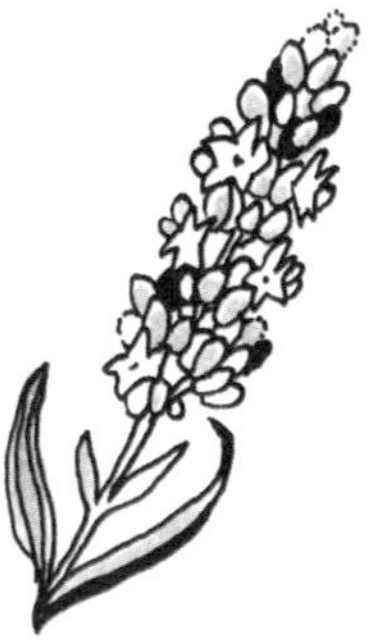

蘆薈〔香藥草〕

「不需要醫生」的天然OK繃

蘆薈是有名的美容食材，不但治療傷口的能力很好，殺菌效果也很優秀。光是塗抹蘆薈葉片中膠狀的濃稠汁液，就有能**抑制細菌增生的威力**。另外，這個膠狀物質富含黏多醣，所以能藉由**包覆傷口和燒燙傷部分達到保護效果**。

自古就有人說「有蘆薈就不需要醫生」，它不只有上述功用，也適用於蚊蟲叮咬、曬傷和凍傷等照護，方便好用。栽種方法也很簡單，可以買一個花盆種在家中，也可以購買市售的蘆薈（葉片部分）使用。它還可代替OK繃、當成鎮靜曬傷的面膜，也可以當成調理腸胃的藥物食用。

山菊〔香藥草〕

家有兒童的必備品

山菊雖然不是那麼有知名度，但是對於跌倒擦傷能發揮極大功效。山菊是日本自古就常見的植物，不用刻意種植就會自然生長，現在也經常看到它們悄悄生長在庭院的一隅。它**有吸收細菌和膿並排出的作用**，所以很多人會將山菊壓碎擠出的汁液塗抹在燒燙傷部位和傷口。將葉片稍微炙燒後，貼附在傷口，效果也不錯。有些地方還流傳著這樣一句話：「有兒童的家中，庭院最好有山菊」。

天然藥物列表

- 薰衣草
- 蘆薈
- 山菊

皮膚龜裂和接觸性皮膚炎

冬季指尖等部位因寒冷造成的傷口和龜裂，以及皮膚受到刺激所產生的接觸性皮膚炎，可藉由保濕及早照護治療。

金盞花〔油〕

嬰兒也適用的「肌膚守護者」

金盞花是嬰兒護膚產品中經常出現的配方，也是保護女性陰部的著名香藥草。金盞花油不是用水蒸氣蒸餾法等萃取的精油，而是將金盞花直接浸泡在油中，使用浸泡後的油。

這款油相當溫和，剛出生的嬰兒和生產前後的女性可用它來保養肌膚，連產後的陰部照護都可使用。它含有維生素A、皂素和油酸等豐富營養素，能溫和滲透嚴重乾燥和皮膚龜裂的部分。

順帶一提，一般來說維生素A不耐陽光照射，但是金盞花含有抗氧化成分極高的油酸，所以白天也可以安心使用於保養。

使用時，可以直接塗油或混合乳霜，一天多次塗抹在嚴重乾燥和龜裂的部分。市面上也有販售含有金盞花成分的乳霜。

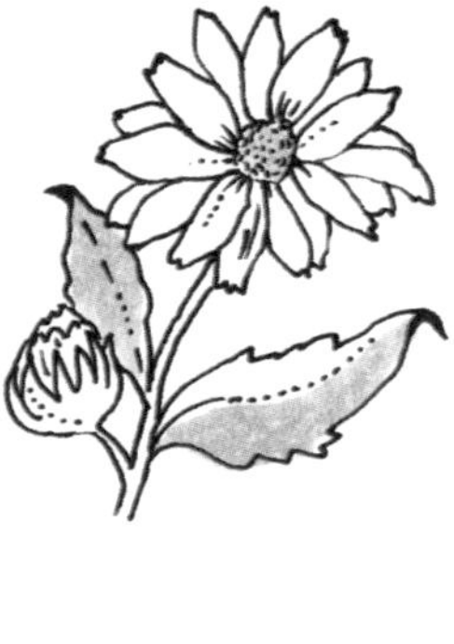

辣木〔油〕用「奇蹟之油」打造柔嫩肌膚

阿育吠陀醫療中常使用的辣木（山葵木），有「奇蹟之樹」、「新世代超級食物」之稱。事實上，從辣木籽採集到的油中，**近似皮脂的脂質「油酸」占了七〇％，是唯一含有人類所有必需胺基酸的植物**。它的價格比起荷荷巴等基底油稍微偏高，但護膚效果優異。除了能滑順地塗抹在肌膚上，提供營養，還能調理肌膚，讓肌膚柔嫩。

接觸性皮膚炎和產生龜裂的皮膚部位較硬，一般的油很難滲透，這時就很適合使用同時具有柔軟、保濕和抗發炎作用的辣木油。它質地溫和，年長者和嬰兒都適用，同時具有絕佳的保濕效果。

薰衣草、德國洋甘菊〔精油〕

對接觸性皮膚炎有抗發炎效果的精油

能幫助皮膚再生的薰衣草（八十頁）和**有抗發炎作用**的德國洋甘菊（六十二頁）對於接觸性皮膚炎有很好的效果。以右頁介紹的金盞花油為基底油，滴入幾滴上述精油來按摩，更能提高效果。另外，製作薰衣草和德國洋甘菊精油過程中產生的純露也可代替乳液，用來舒緩嬰兒屁股的接觸性皮膚炎。它的成分不像精油般刺激，嬰兒也能安心使用。

天然藥物列表

- 金盞花
- 辣木
- 薰衣草
- 德國洋甘菊

碰撞瘀青

一旦造成瘀青、瘀血，血液或淋巴的流動就會減緩，可活用香藥草促進血液與淋巴流動，同時達到止痛效果。

絲柏、薰衣草〔精油〕

促進循環及消腫

如果要用精油護理瘀青，建議使用絲柏精油，它**疏通淋巴和血液的效果顯著，可助體內水分和老廢物質順暢排出**。絲柏在歐洲是神聖的植物，還會用於製作棺材，它的香味宛如森林浴般讓人心情舒暢。此外還**有收縮血管的作用，所以塗在腫脹部位很快就能順利恢復**。長期臥床的高齡者很多都有靜脈曲張的困擾，像這樣嚴重的症狀，都可以用這款超強精油來照護。使用時請與基底油混合，塗抹患部。

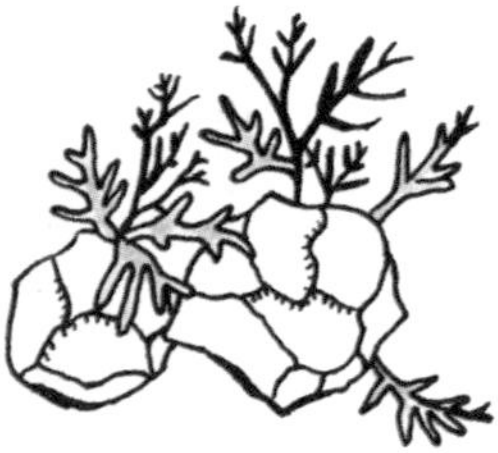

另外，有止痛作用的薰衣草精油，在歐洲民俗調理中也經常使用。有效成分含量高的「真正薰衣草」精油可以直接塗抹於肌膚，是**能瞬間舒緩瘀青疼痛和腫脹的特效藥**。薰衣草溫柔的香味能讓人心情恢復平靜，還能安撫疼痛引起的不適。

魚腥草〔香藥草〕殺菌效果絕佳的藥材

魚腥草是日本自古以來民間就經常使用的香藥草。因為內含特殊的葉綠素，殺菌力和淨化血液的能力都很優異，還可用於止血，是相當好用的香藥草。**瘀青或有傷口時，將患部洗淨後，再擠一些魚腥草汁液塗上，就能快速消腫**。將魚腥草葉摘下曬乾，小孩帶著瘀青回家時，就可以用曬乾的葉子讓孩子泡澡。

如果找不到魚腥草，也可以去中藥店買艾草取代。可放入泡茶袋中直接放進浴缸，但更好的方式是先用鍋子煮約十分鐘，再將萃取出的濃濃汁液倒入浴缸泡澡。

里芋 用自然材料做成膏藥貼布

不少人有異位性皮膚炎或氣喘，如果市售膏藥貼布含有的防腐劑和黏劑會引起接觸性皮膚炎，請試著用里芋做成膏藥貼布。將磨成泥的里芋（或是用市售的里芋粉溶於水中）、濃稠的麵粉水、薑泥和少許鹽混合後塗在紗布上，貼在瘀青部位就有效果。如果有冬青精油也滴入幾滴，就能舒緩疼痛。還可當成產後貼於會陰的貼布，這是**安全性很高的自製膏藥貼布**（一三〇頁）。

天然藥物列表

- 絲柏
- 薰衣草
- 魚腥草
- 艾草
- 里芋
- 冬青

肌肉痠痛〈運動過後或腱鞘炎〉

貼市售膏藥貼布會產生接觸性皮膚炎的人，請嘗試藉助植物的力量。用精油或香藥草讓肌肉僵硬和疲勞一掃而空。

冬青〔精油〕用天然的膏藥貼布消除僵硬

冬青精油是膏藥貼布的主要成分，含有能促進疲勞時會產生的物質乳酸流動的水楊酸甲酯，而且含量高達九成以上。有些人貼市售膏藥貼布會產生接觸性皮膚炎，但使用含天然成分的貼布就不會有問題。美國原住民也視冬青為珍貴的香藥草，用來消除疼痛和清熱。**它清新的芳香成分能滲透肌膚，消除疼痛和僵硬**。不過，它的作用很強，有極少數人會產生過敏反應，所以一定要先經過貼膚測試。

迷迭香〔精油〕用清爽香味去除疲勞物質

迷迭香的獨特芳香，讓人宛若享受森林浴一般，也經常用於烹調上。這款精油的成分可促進血液循環、改善氣滯血瘀、舒緩發炎症狀和疼痛，促進神經和肌肉功能，而且含量豐富，**最適合促進血液循環，排出疲勞物質**。它清爽的香味也有讓頭腦清晰的作用。在手掌倒入大約十元硬幣大小的基底油，再加入二至三滴迷迭香精油混合，塗抹於感到疲勞的部位即可。

玫瑰果〔香藥草〕

維生素C&E豐富的「維生素炸彈」

運動或重度活動消耗大量氧氣後，體內會產生活性氧，這是造成肌肉和肌膚疼痛的根源，所以要用維生素C和E等抗氧化效果高的成分去除。這時最適合攝取的是玫瑰果，它含**有滿滿的維生素C和E、鈣、鐵以及多酚**，可促進**分解肌肉運動後產生的疲勞物質、乳酸**，運動後飲用可做為體內保養。玫瑰果茶方便取得，但是請注意一個重點，就是「除了喝茶，也要吃茶飲中的果實」。玫瑰果茶萃取出的維生素C大約只有一半，果實中還留有大部分的有效成分，請連果實一起吃，攝取完整的成分。

山金車〔油〕

溫柔舒緩疼痛

山金車是一種菊科的花，山金車油不是精油，而是將花朵浸泡在油中萃取出成分的浸泡油。它以能**促進血液循環、舒緩疼痛、促使肌膚再生**而為人所知，市面上還有販售山金車成分的軟膏和乳霜，對於舒緩運動後的肌肉緊繃、腱鞘炎和肩頸僵硬都很有效。它的作用較緩和也不會出現過敏反應，是任何人都很容易使用的油。

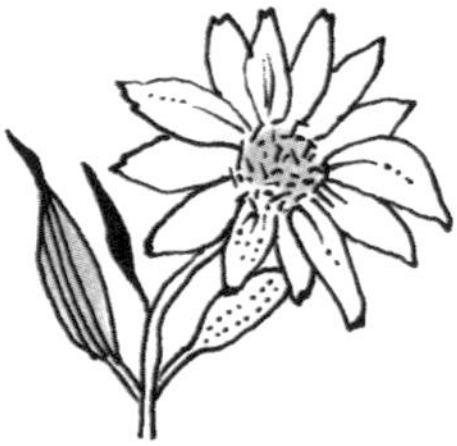

天然藥物列表

- 冬青
- 迷迭香
- 玫瑰果
- 山金車

關節疼痛和膝蓋疼痛

手肘或膝蓋疼痛，是周圍的肌肉正在癒合。請用植物的力量鬆弛肌肉，去除令人苦惱的疼痛。

聖羅勒〔精油〕消除發炎症狀和疼痛

大家對可食用的羅勒都很熟悉，但聖羅勒跟羅勒不同，它在阿育吠陀醫療中是知名的「不老不死藥」，有人稱它為萬能的適應原香藥草（請見一七一頁）。由於它消除發炎症狀、提高免疫力的藥效驚人，而有「聖羅勒」之名。其所富含的β-石竹烯成分可舒緩疼痛，所以適用於關節疼痛的照護。

關節疼痛時，可在基底油內加入聖羅勒精油混合，塗抹於關節和其周圍的肌肉。它的香味不如冬青強烈，使用的感覺也不會太刺激，又比山金車有效果，是很好用的精油。聖羅勒對於氣滯血瘀造成的坐骨神經痛也很有效，疼痛時請塗抹在鼠蹊部、骶骨和尾骨附近。

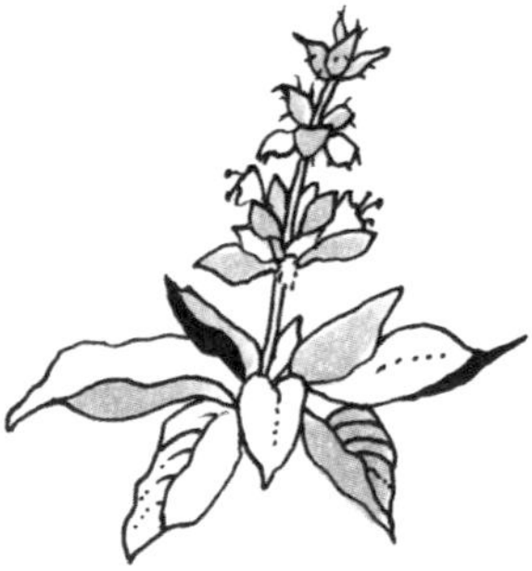

冬青〔精油〕對付肌肉僵硬的萬能香藥草

冬青精油是有名的膏藥貼布原料，富含水楊酸甲酯，**對於肌肉癒合和關節疼痛僵硬有萬能的功效**。

使用方法如肩膀僵硬（五十頁）和肌肉痠痛（八十六頁）文中所介紹的內容，只要用基底油稀釋冬青精油後，塗抹按摩疼痛的部位即可。它清新的香味和觸感讓人通體舒暢，還可消除疼痛和僵硬。

在碰撞瘀青一節介紹過的里芋貼布（八十五頁），將冬青精油摻入其中貼在患部，也是不錯的方法。

MINI COLUMN

我家必備的古巴香脂

古巴香脂不是常見的精油，但它的來源古巴香脂樹，因其樹液具有的藥效，在亞馬遜河流域一帶有「神選之木」的稱號。事實上，古巴香脂精油有超過四十種以上的藥理成分，據說具抗發炎作用的β-石竹烯含量為所有植物中最多的。我家的小孩正值成長期，總是新傷不斷，所以我經常使用這款精油，甚至一年用掉五瓶。若家中有經常受傷、瘀青的小孩，或是有關節疼痛和壓瘡困擾的高齡者，請務必準備這款精油。

天然藥物列表

● 聖羅勒
● 冬青
● 里芋
● 古巴香脂

蚊蟲叮咬

如果忽視蚊蟲叮咬，置之不理，有時會產生嚴重的腫脹和搔癢。請利用自然的力量照護，避免留下疤痕。

山菊〔香藥草〕

用抗菌作用防止蚊蟲叮咬的疤痕

山菊常被視為雜草，但其實是擁有優異藥效的香藥草，世界衛生組織甚至將其選為「二十一世紀應該保留的重要香藥草」。它的**青草香中含有強力的抗菌作用成分**，將揉搓葉片產生的汁液塗抹在蚊蟲叮咬處，一段時間後就可以完全治癒且不留疤痕。

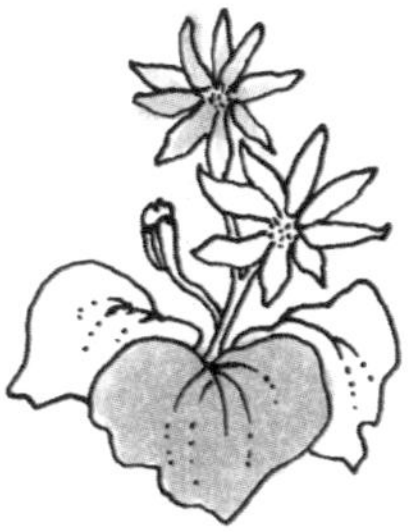

薰衣草、澳洲茶樹〔精油〕

殺菌力和抗發炎效果絕佳的兩大精油

薰衣草和澳洲茶樹精油單獨使用也有很**好的殺菌力和抗發炎效果，還能促進皮膚再生**。遭蚊蟲叮咬時，將兩種精油混合，就成了最強精油。只要以一：一的比例混合直接塗抹在叮咬處即可，不但方便好用，還能加速療癒甚至不留痕跡，請當成家庭常備良藥。

天然藥物列表

- 山菊
- 薰衣草
- 澳洲茶樹

驅除蚊蟲

不少市售的驅蟲噴霧會引起接觸性皮膚炎，建議可使用蚊蟲不敢靠近的香藥草成功驅離蚊蟲。

印度苦楝〔精油〕

已是經典防蟲劑的「天然驅蟲劑」

印度苦楝以沒有害蟲敢靠近的萬能之樹聞名，也經常用來當作衣服和佛教經典的防蟲劑。家庭菜園如果有它，就能為周遭植物驅除蟲害。它對人體完全無害，所以，也有不使用農藥的農人或農場會將精油稀釋後噴灑。平常也可以用無水酒精和純水稀釋後當作驅蟲噴霧。

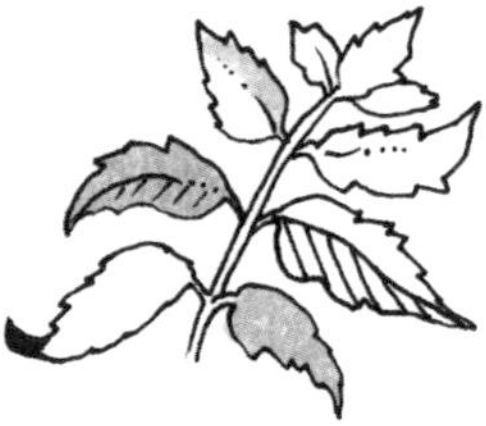

香茅、檸檬香茅〔精油〕

香味清爽，蚊蟲不敢靠近

香茅和檸檬香茅芳香清爽，但很多蟲都討厭這種味道。大家可以稀釋精油做成噴霧，也可做成蠟燭。將約三十克的蜜蠟溶於鍋中，加入各五滴精油，並將當成燭芯的風箏線反覆浸入鍋中，直到變粗即可。完成後就成了香味清新的驅蟲蠟燭。

天然藥物列表

- 印度苦楝
- 香茅
- 檸檬香茅

足癬

因為光療指甲和穿靴子等的關係，女性為足癬困擾的狀況也有增加的趨勢。只要早晚使用功效絕佳的精油，就可盡早痊癒。

澳洲茶樹、玫瑰草〔精油〕

用絕佳抗菌力去除惱人的黴菌

想擊退難以根治的足癬，應該先準備一瓶澳洲茶樹精油。足癬的根源是一種名為白癬菌的黴菌，治療的重點在於清潔。**請購買殺菌力強而且可直接塗抹原液的澳洲茶樹精油**，早晚用棉花棒沾取原液，直接塗抹於患部。另外，用無水酒精和純水稀釋精油做成噴霧，就成了清潔鞋子和鞋櫃的好用抗菌噴霧。如果手邊有檸檬精油也可以加入，不但能進一步提高抗菌作用，還會使香味更芬芳。

雖然統稱為足癬，但成為病因的白癬菌有許多種類。有光療指甲的女性，如果手指容易長癬，建議將澳洲茶樹和玫瑰草精油以一：一的比例調和後塗抹手指。玫瑰草有**極佳的抗真菌效果**，所以會用於披衣菌和念珠菌的治療，它也有促使細胞生長的作用，因此也是會用在養髮劑中的精油。治療足癬需要一段時間，請耐心地早晚持續塗抹。

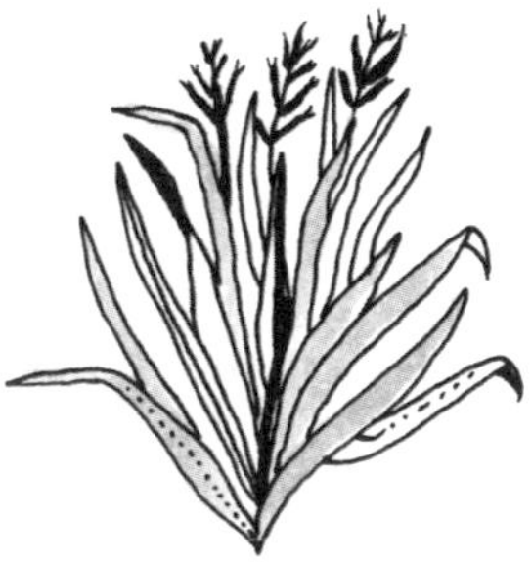

百里香〔香藥草〕

抗菌力強大，甚至可提升肉品的保存性

百里香是常見的香藥草，經常用來為肉類料理增添風味，但它也具有極佳的消毒和抗真菌作用，有些地方甚至有燃燒百里香淨化的習俗。有傳染性的真菌感染一般很難醫治，而百里香最適合對付這種頑強的黴菌。

可以用小火慢慢熬煮百里香，用煮出的汁液清洗患部，或用紗布沾取後做成貼布，也可以拿來泡腳。

由於白癬菌喜歡高溫多濕的環境，所以重點在於清洗患部、撕下貼布後都要充分擦乾，保持患部的乾燥。

薰衣草〔精油〕

有助皮膚再生的強效精油

薰衣草擁有殺菌和幫助皮膚再生等多種功效，也是眾多精油中方便好用的一種。如果手邊沒有澳洲茶樹但有薰衣草，也可以用它來治療足癬。它的功效雖然比澳洲茶樹精油稍微弱一些，但是有利於患部保持清潔。

可以用一大匙天然鹽搭配三至五滴精油，放入熱水後用來泡腳。另外，薰衣草精油可直接塗抹肌膚，建議用棉花棒沾取塗抹患部。足癬菌很頑強，即便症狀看似痊癒，之後仍要繼續照護約一個月。

天然藥物列表

- 澳洲茶樹
- 玫瑰草
- 百里香
- 薰衣草

預防血管疾病

血管一旦破裂或阻塞，就很容易演變成重大疾病。請利用植物促進血液循環、強健血管。

山楂（香藥草）

高齡者也可安心食用的「心臟補品」

山楂在歐洲被視為是有益心臟的香藥草，在德國等地還被當成血管疾病的藥物。山楂富含大量多酚、各種維生素、礦物質，在維持血液循環暢通、強健血管的功效上廣為人知。

山楂可提高心臟的幫浦作用，所以很適合血液循環差、手腳冰冷或曾有腦梗塞的人使用。除了沖泡成山楂茶，日本也有販售酊劑和保健食品。

此外，由於山楂能促進血液流動，我也推薦用於四十多歲左右開始的更年期照護上。更年期身體容易浮腫或手腳冰冷，是由於血液回流心臟的功能變差。不同於年輕女性的手腳冰冷，這時該做的是協助心臟的幫浦作用，促進血液循環，而山楂能給予很好的協助。所以，除了須留意血管疾病的六、七十歲長者可服用，四十歲中半的女性也可使用。

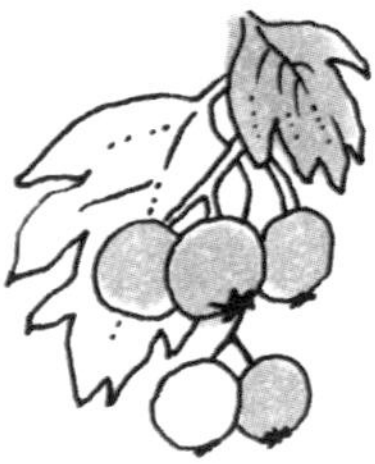

南瓜籽 以絕佳的均衡油脂支撐血管

南瓜籽富含β-胡蘿蔔素等成分，有**擴張末梢血管的作用**。除了能預防血管變窄引起的動脈硬化，還可改善手腳冰冷、肩頸僵硬和頭痛等症狀，是一種超級食材。而且它還含有絕佳的均衡油脂，是消除體內發炎不可缺少的成分。

大家經常說「現代飲食生活容易缺少Omega-3」，然而為了製造細胞，Omega-6更不可少。南瓜籽油含有均衡的Omega-3和Omega-6，能**有效預防血管不適、體內發炎或經痛**等。大家可以攝取保健食品，也可以購買未烘烤過的南瓜籽當成零嘴來吃。

銀杏葉〔香藥草〕 改善微血管的血流狀況

如果想讓全身血流運作得更順暢，可使用山楂和紅葡萄葉，但如果是針對腦部則建議使用銀杏葉。它所含的類黃酮和銀杏內酯等成分能**促進微血管內的血液流動，對提升注意力的效果極佳**。尤其高齡者血管容易阻塞，而銀杏葉能夠不損害腦部微血管，促進血液循環，這在全球各大學都有相關研究。購買酊劑攝取也很方便。

天然藥物列表

- 山楂
- 南瓜籽
- 銀杏葉

高血糖

善用能抑制糖分吸收的植物，不但對須留意慢性病的中老年人有幫助，對於減重也有顯著效果。

菊芋 用「天然胰島素」抑制血糖值

塊莖和塊根類的醣類含量很高，被視為減重大敵，但是菊芋不同。它的澱粉含量不高，熱量低，而且**含有將近一五%**、有天然胰島素之稱的膳食纖維**菊糖，具有抑制血糖值急速上升的功效**。除了切片做成爽口的沙拉，也可以拌炒、煎烤或燉煮。

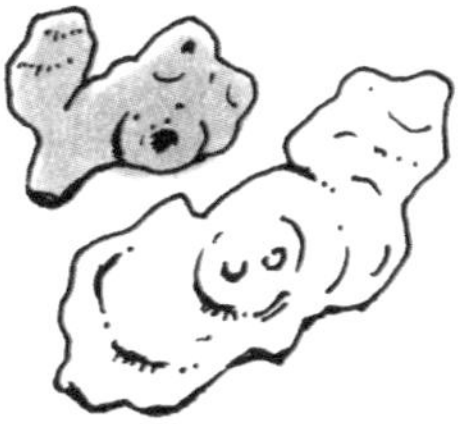

桑葉〔香藥草〕防止血糖值上升的瘦身茶

桑葉和菊芋並列為富含菊糖的有名植物，**不只可抑制血糖值上升，還有降低血壓、抑制壞膽固醇的作用**。除了預防糖尿病，還能提高腸道好菌運作，所以可用來改善便秘和減重。菊糖為水溶性膳食纖維，所以當成茶飲於餐前或餐後飲用即可見效，如果是粉末或保健食品，還可攝取到鈣、鐵、鉀和類黃酮化合物等豐富營養素。

芭樂〔香藥草〕用特殊多酚抑制血糖值

芭樂是大家熟悉、帶有酸味的果實和飲料，用它的葉片和果皮沖煮的茶飲有抑制血糖值上升的功效。芭樂茶的紅色，就是來自能**穩定吸收醣類的特殊多酚**。由於芭樂茶可抑制將醣類轉換成葡萄糖的酵素運作，而成為預防糖尿病的健康茶飲，備受矚目。

另外，芭樂茶富含單寧等其他種類的多酚，**抗氧化能力出類拔萃，抗老效果也備受期待**。據說它還有讓脂肪燃燒容易，幫助脂肪排出體外的作用，所以也能當成減重人士的茶飲。

三七〔香藥草〕在日本也是人們耳熟能詳的漢方

三七是五加科植物，在中國是重要的珍貴藥材。它富含名為三七酮的皂苷，從消除疲勞到改善血液循環，都有極佳功效，更因為**具有降血糖的功效**而備受矚目。在日本，三七也被當成與壽命有重要關聯的香藥草，終於漸漸成為大家爭相研究的植物。

除了攝取相關保健食品外，也可以在中藥行購得。

天然藥物列表

● 菊芋 ● 桑葉 ● 芭樂 ● 三七

高血壓

高血壓如果不處理，很可能引發腦中風和心肌梗塞等疾病。即便三十多歲的人，也有很多人血壓偏高，請及早透過植物的力量預防和改善。

柿葉〔香藥草〕

將充滿多酚的葉子製成茶飲

柿葉富含單寧酸這種多酚和維生素C。其中，只存在於柿子裡的柿子單寧酸**有調節血壓和幫助血流的作用**。另外，它還含有芸香苷和鉀等軟化微血管的成分，不但可降血壓，還能強韌保健血管。單寧酸有減少壞膽固醇和分解脂肪的功用，所以也適合想減重的人。

玉米茶

韓國人用來預防高血壓的茶飲

玉米茶香味香醇，是韓國人常喝的飲品。它**富含鉀和亞麻油酸等降低血壓的成分**，甚至有人說「韓國人較少高血壓都是因為喝玉米茶」。茶中還含有鐵和膳食纖維，適合有手腳冰冷和便秘困擾的女性。玉米茶不含咖啡因，小孩、老人、孕婦都可安心飲用。玉米茶除了有使用玉米粒的玉米茶之外，還有使用玉米鬚的茶飲，有極佳利尿效果，很適合用於消除浮腫。

明日葉〔香藥草〕

淨化血液的「長生不老靈藥」

「明日葉」一如其名，即便摘除葉片，隔天就會長出新芽，生長相當快速。它是大眾熟悉的食材，在日本料理中，它的嫩葉可做成天婦羅或醬拌菜，不過將葉片乾燥做成的茶飲中含有更多藥效。

明日葉含有高血壓患者最該關注的植物性有機鍺。它有**淨化血液的作用**，可預防高血壓、動脈硬化或失智症等疾病。另外，明日葉還含有植物中少見，但是肝臟等中常見的維生素 B_{12}，所以也適合有貧血困擾的人。

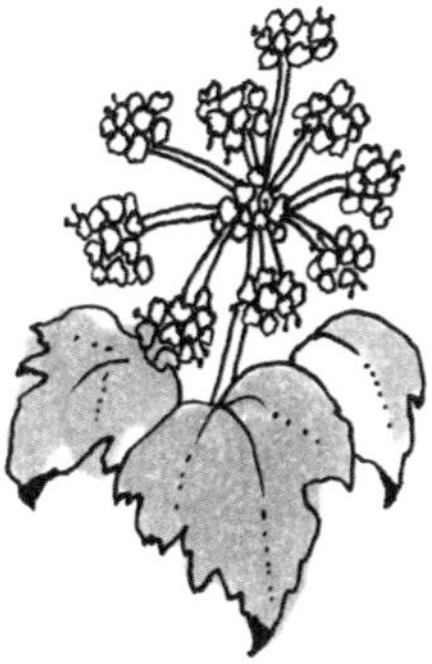

快樂鼠尾草、依蘭〔精油〕

有實驗證明可降低血壓

有實驗報告指出，使用添加快樂鼠尾草的基底油按摩全身可降低血壓。**油溶性的精油成分可滲透到血液中，雖然成效較慢，仍可用於高血壓照護**。依蘭也有降血壓的作用，所以建議混合使用。

相反的，請注意百里香精油有升高血壓的作用，適合低血壓的人。

天然藥物列表

- 柿葉
- 玉米茶
- 明日葉
- 快樂鼠尾草
- 依蘭

更年期症狀〈熱潮紅、盜汗〉

藉助植物的力量，只要持續三到四週，症狀就會明顯緩和許多。不要因為更年期而忍受不舒服，可多利用各種方法減輕症狀。

鼠尾草〔香藥草〕

語源爲「健康」的萬能香藥草

鼠尾草自古羅馬時代就被當成萬能藥使用，在**殺菌、強健身體和安定心神等方面都有優異表現**。它因可舒緩感冒和發燒症狀而廣為人知，在有容易出汗、熱潮紅和盜汗困擾的更年期攝取，就可以利用它調節排汗的作用舒緩症狀。

另外，鼠尾草還有類似女性荷爾蒙雌激素的作用，不只適用於荷爾蒙分泌量減少的更年期，也推薦有無月經症等困擾的人使用。

眾所周知，大豆有類似女性荷爾蒙的作用，而鼠尾草的功效比大豆更直接，為更年期症狀所苦的人請先試試鼠尾草茶。鼠尾草茶單喝有點難入口，混合一些檸檬香茅等清爽的香藥草，會比較好喝。**每天飲用一至兩杯，持續三到四週，症狀就會減輕不少**，一旦見效，就可以停止攝取。

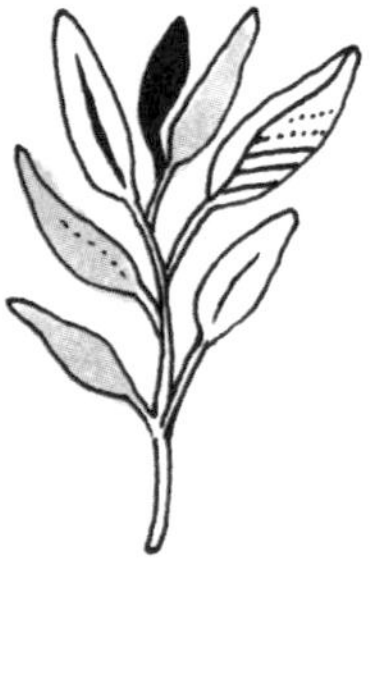

快樂鼠尾草〔精油〕

對頭腦發脹、心理疲憊都有絕佳效果

快樂鼠尾草的名稱跟鼠尾草很像，但是種類不同，會製成精油使用。因爲含有類似雌激素的成分香紫蘇醇，經常用於婦科困擾，包括更年期障礙、月經失調、經前症候群(PMS)，甚至是早發性更年期。在法國有可直接飲用的快樂鼠尾草精油，也有人會將精油滲入藥錠服用。日本雖然沒有販售可以飲用的精油，但是在基底油內滴入數滴按摩也頗有效果。

快樂鼠尾草對於更年期伴隨的疲倦和心情低落也很有效，手邊如果有薰衣草精油，可將兩者混合用來按摩胸部或頸部，享受精油散發的芳香氣味。它的成分中還有保濕的效果，一舉兩得。

大豆、黑芝麻

日本人相當熟悉的「食物雌激素」

對日本人來說，提到緩和更年期不適的食材，最熟悉的應該就是大豆了。大豆所含的異黃酮有類似雌激素的作用，能舒緩熱潮紅和心悸。有困擾的女性，請一天服用十五到二十顆日本在節分時用於撒豆的乾燥大豆。

另外，黑芝麻內含的木酚素，可促進抵抗壓力所需的荷爾蒙分泌，可搭配大豆一起攝取。

天然藥物列表

- 鼠尾草
- 快樂鼠尾草
- 大豆
- 黑芝麻

更年期症狀〈憂鬱、疲倦〉

精神不振有可能起因於更年期特有的疲倦。
不用勉強自己打起精神，
請透過植物的力量來改善。

聖潔莓＋黑升麻〔香藥草〕

支撐更年期和月經失調的最強組合

更年期的辛苦之處，在於不只身體會出現症狀，還會伴隨情緒低落。這時請飲用**能作用於多巴胺（與幸福感有關的神經傳導物質）**受體的聖潔莓茶或酊劑。另外，黑升麻**有類似雌激素的作用**，最適合用來舒緩憂鬱、暈眩和頭腦發脹等症狀。聖潔莓和黑升麻的組合可以照護更年期和月經失調，是最適合女性的香藥草茶。

檸檬馬鞭草〔香藥草〕

法國也常見的「神聖植物」

檸檬馬鞭草是經常出現在法國咖啡廳的香藥草茶，尤其很多人都會在晚飯後喝一杯。它**有鎮靜作用，可舒緩緊繃和不安的情緒，提振和穩定心情**。更年期的緊張、不安和憂鬱有一個特點，那就是「自己很難察覺」，所以建議四十五歲以後，即便自己未察覺這些情緒也可飲用，還可舒緩壓力產生的倦怠和頭痛。它的香氣清爽，和其他香藥草茶混合飲用也有很好的風味。

柚子、天竺葵〔精油〕

經研究證明功效的放鬆精油

如果容易有憂鬱、失眠的困擾，可使用**活絡副交感神經、幫助放鬆**的精油。有大學研究證實，柚子精油含有的檸檬烯成分可以活絡副交感神經，身心科也經常使用。它有溫熱身體的效果，可加入基底油內按摩手腳，同時吸聞香味。

另外，天竺葵精油也有**調節荷爾蒙分泌、紓解不安和憂鬱的作用**。它還有絕佳的美膚效果，所以也可混合基底油按摩臉部。

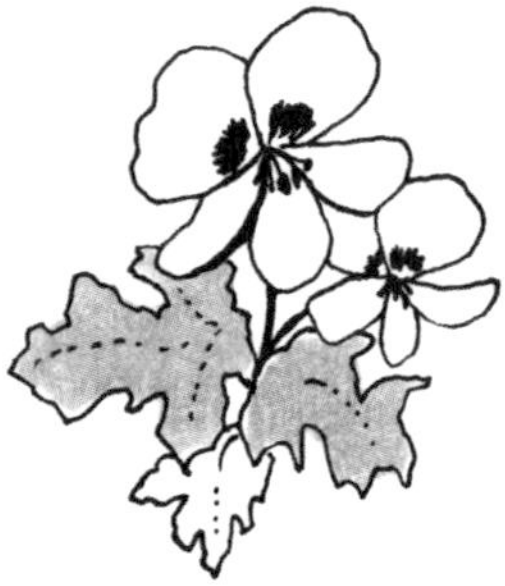

山楂〔香藥草〕

促進血液循環，有益心臟的香藥草

更年期會出現各種症狀，包括熱潮紅、憂鬱和疲倦，不過所有症狀的共通點都是「血流緩慢」。只要讓身體溫暖、循環變好，就可改善症狀。

山楂**從花朵、葉片到果實都有擴張血管的作用**，是有益心臟的香藥草，可以舒緩盜汗、極度疲累等症狀。

天然藥物列表

- 聖潔莓
- 黑升麻
- 檸檬馬鞭草
- 柚子
- 天竺葵
- 山楂

步入六十歲後

過了更年期，人會開始感覺到身體老化和身體狀況的各種變化。不論是便秘、失眠、免疫力低下等各種變化，使用植物都能輕鬆因應。

牛蒡 調整腸道環境的蔬菜之王

這幾年牛蒡愈來愈受重視。它的藥效很多，其中最受矚目的是**改善便秘的作用**。牛蒡含有的水溶性纖維菊糖會吸收水分，使排便順暢。另外，綠原酸和皂素等多酚**有分解血液中壞膽固醇和淨化血液的抗老化成分**。牛蒡表皮所含的成分也很重要，所以食用時請不要削皮，或者可將皮乾燥後沖泡成牛蒡茶飲用。

山白竹〔香藥草〕 葉綠素豐富、最古老的漢方藥

在中國最古老的藥典中，也有山白竹這個萬能藥的記載。它所含的**豐富葉綠素有造血和淨化血液的作用**。另外，山白竹含有的多醣類有強化細胞膜、活絡免疫功能的作用，也常用來調理高血壓、感冒、糖尿病和腸胃疾病。可飲用茶飲或服用保健食品。

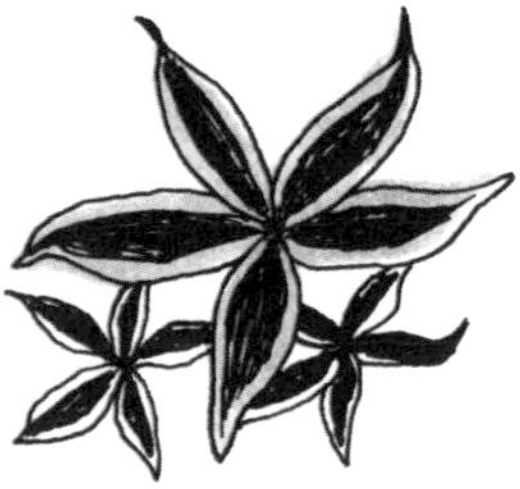

枸杞葉〔香藥草〕

常見於藥膳和漢方的延命香藥草

擔心血壓的年長者，請一定要備有枸杞葉茶。它能**軟化隨年齡增加愈來愈硬的血管**，自古就是有名的「延命茶」。枸杞葉還有淨化血液、消除多餘脂肪、活化肝功能的作用。另外，它含有豐富的維生素 B_1、B_2，鈣、鉀等礦物質以及天然胺基酸等，所以也適合注重美容和健康的女性。它不含咖啡因，夜間也可飲用。此外，枸杞葉不是「喝愈多愈有效」，只要一天一到兩杯，持續二到三個月，可視身體狀況持續飲用。

萱草〔香藥草〕

有效改善失眠的「舒眠草」

在日本的沖繩、中國、四國地區，萱草因為對幫助老人入睡的功效而廣為人知，並有「忘秋草」之稱，意指讓人「快速入睡，甚至連秋天也遺忘」。經實驗證明，它內含的胺基酸Oxypinnatanine（OPT）有**促進睡眠的作用**。而且這種香藥草**沒有副作用和依賴性**，對淺眠易醒的高齡者而言是睡眠良伴。新鮮的萱草較難購得，但是有茶飲和保健食品可方便攝取，請多加利用。

天然藥物列表

- 牛蒡
- 山白竹
- 枸杞葉
- 萱草

預防失智症

有些香藥草或食材也經常運用於實際治療，靈活運用不只可預防失智症，還可提高注意力。

銀杏葉〔香藥草〕

便於預防和治療的萃取液

銀杏葉富含治療末梢血管障礙的成分，在歐洲，它甚至被當成治療藥物的主要成分，在日本也被當成有益失智症的藥物而漸漸受到關注。

德國是在研究銀杏上最先進的國家，在記憶力衰退、失智症等臨床方面都有很多研究成果。而最近，連日本藥局都販售許多有銀杏葉成分的產品。

銀杏葉會**促進腦部微血管的血液循環**，所以不只可以預防失智症，甚至可用於治療已罹患失智症的患者。它在**提高記憶力、促進微血管的血液流動等方面有絕佳效果**，絕對是經常用腦和有腦部困擾的人士應該攝取的成分。

市面上目前也有販售銀杏葉茶，若想輕鬆攝取，服用酊劑或保健食品也不錯。

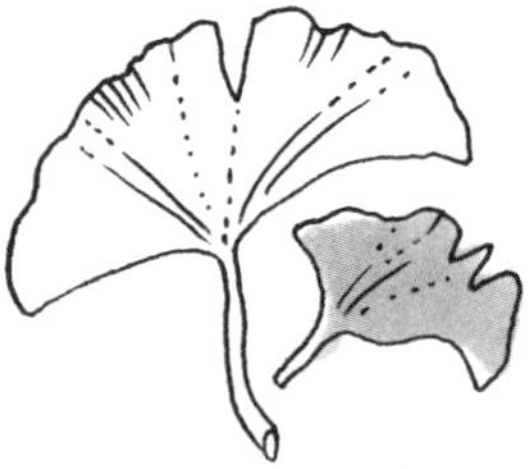

迷迭香（香藥草、精油）

在日本銷售量很大的超級精油

以香藥草來說，迷迭香預防失智症的功效令人感到驚訝，它所含的鼠尾草酸有活絡腦部神經傳導、改善腦部運作的功效，建議和能提高專注力的胡椒薄荷混合成香藥草茶飲用。

另外，迷迭香精油在預防失智症方面也很有名。曾有電視報導，迷迭香的香味有刺激掌管記憶的腦部海馬迴、促進生物活性的功效，一時之間日本高齡者都爭相購買迷迭香精油。想預防失智，早上可用迷迭香精油混合檸檬精油按摩胸口，晚上則用柑橘精油混合薰衣草精油。迷迭香精油方便取得，且是得到實際認證可活化腦部的精油。

黑芝麻、花生

木酚素可預防腦血栓和腦梗塞

黑芝麻內含名為木酚素的多酚，有預防腦血栓的功效。日本有些地區甚至有此一說：「嚴重健忘的人就吃芝麻」。市售的芝麻粉可能有添加防腐劑而使營養成分流失，所以建議食用現磨的黑芝麻。

另外同樣推薦的是花生，它含有能有效促進神經傳導物質作用的卵磷脂。花生皮含量較多，所以請選擇連皮直接吃或水煮後吃。

天然藥物列表

- 銀杏葉
- 迷迭香
- 黑芝麻
- 花生

壓瘡〈褥瘡〉

不需要透過有難度的按摩，只要用精油護理就能獲得大幅改善，在照護機構使用也有不錯的成效，請活用植物的力量。

絲柏＋薰衣草＋迷迭香＋柚子〔精油〕 用熟悉的精油改善嚴重壓瘡

只要臥床一週，即使是年輕人也會產生壓瘡。身體某個部位一直壓住，血液凝滯，一旦變嚴重，肌膚會龜裂、滲液，讓人很不舒服。這時請用精油護理，症狀就能有明顯改善。

絲柏**促進體液循環的效果極佳**，是壓瘡護理不可或缺的精油。如果再加入擁有**優異抗菌效果**的薰衣草和迷迭香，就成了最適合護理壓瘡傷口的複方精油。如果有柚子（柑橘亦可）精油也可加入，**能溫暖肌膚表面**，還會散發年長者喜愛的清香。

只要將這些精油和手邊的按摩油或乳霜混合後塗抹身體，就會有顯著效果。我也建議用**可軟化肌膚的油**當成基底油，像是辣木油和摩洛哥堅果油。即便沒有悉心按摩，只是塗抹這些複方精油，再密實地覆蓋上保鮮膜，也很有效果。複方精油的建議比例為絲柏3：迷迭香3：薰衣草2：柚子1。

古巴香脂＋絲柏＋月桂〔精油〕

「壓瘡好了！」連專業人士都驚呼的複方精油

古巴香脂精油在日本還不普遍，但功效卓越，據說它**「可促進傷口癒合，三天就可恢復」**。這款精油是專業人士使用，偏精油玩家的等級，不過我希望大家如果有機會一定要試試看。它的來源，是亞馬遜河流域號稱「神選之木」的珍貴樹木。從這種樹木採集的樹液，**含有五〇％以上β-石竹烯這種可抑制發炎的成分**，所以可用於塗抹傷口和產後護理。

另外，右頁介紹的絲柏，絕對是壓瘡護理必備的精油。如果再加入月桂精油，因為它含有止痛作用成分的桉油醇和α-蒎烯，能抑制疼痛，就成了更專業的複合精油。

古巴香脂、絲柏、月桂，請以3：1：1的比例加入基底油（最好用摩洛哥堅果油），一天塗抹一次。塗抹精油後，密密覆上保鮮膜可提高效果，不須特別按摩。只要塗抹大約一至兩個月就會恢復。

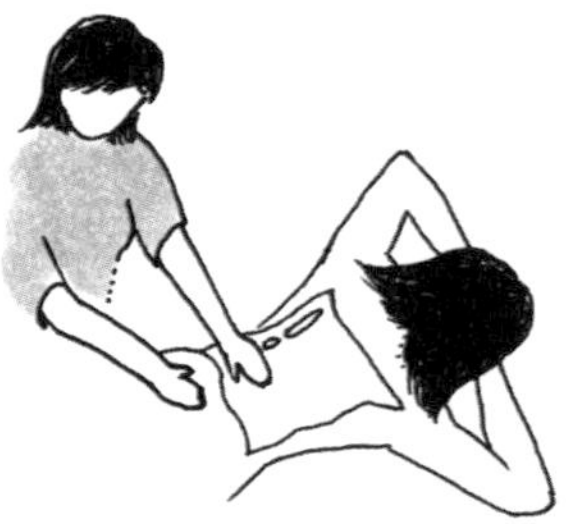

天然藥物列表

- 絲柏
- 薰衣草
- 迷迭香
- 柚子
- 古巴香脂
- 月桂

〔關於天然藥物❷〕

在照護第一線採行植物療法

醫療法人社團八千代會（廣島縣）

如同第一章的介紹，植物療法能有效因應各種的身體不適或預防疾病，也有照護機構將這些知識實際運用於照護第一線，並獲得不錯的成果。日本廣島縣的醫療法人社團八千代會，提供照護機構和居家照護的服務中，包括一所付費型安養中心「快樂之家」（Merry House）。在這裡，包括副理事長姜慧、護理部長山本房子，以及護理師、治療師和藥劑師等工作人員，大家都很積極採用植物療法。從入住者同意下的照護、機構裡的抗菌除臭或沐浴劑等，都導入森田敦子小姐的植物療法。

例如，機構內有一位一百歲的女性，腳背嚴重浮腫，彷彿全身水分都集中於雙腳似的，雙腳腫脹，不良於行。工作人員在為她泡腳和芳香按摩時加入有效改善浮腫的精油，每週進行三次，持續兩個月左右，浮腫情況即大幅改善，帶來如奇蹟般的效果，後來她甚至可以步行。八千代會從五年前起就請森田敦子小姐為照護人員開設植物療法的讀書會，工作人員也為了能學習到更專業的植物療法知識，在實作上達到更符合患者需求的最佳照護而專心學習。

醫療法人社團八千代會的「快樂之家」

醫療法人社團八千代會是以八千代醫院為主體的團體，在廣島成立有安養院，並提供高齡者居家照護等服務。團體的宗旨是「直到人生末期都保持有品質的生活」，並且提供包括植物療法的高品質照護。機構內運用了森田老師特調的除臭噴霧，完全消除這類機構特有的味道，這一點尤其令人印象深刻。機構內的烘焙坊和活動也開放當地居民參與，大家往來密切。洽詢電話：0120-65-3939　HP：http://merry-house.jp/

第二章

緩解女性特有的困擾

在我學習植物療法的法國，婦產科醫院也會開立植物的藥物處方。來自大自然的藥物，非常適合用來緩解月經和生產這些女性特有的煩惱，可調節讓女性荷爾蒙平衡，提升黏膜健康，打造女性健康的身體。

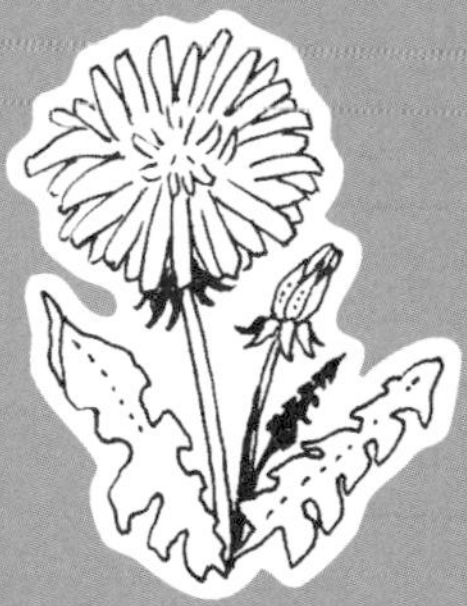

月經失調和無月經症

即便症狀不一，也適用同一種香藥草。有婦科問題、準備懷孕的人都請參考。

聖潔莓〔香藥草〕

調節女性荷爾蒙的香藥草女王

日本也有幾家香草藥局，雖然數量還很少。藥局中銷售最好的莫過於聖潔莓茶。聖潔莓有類似女性荷爾蒙「黃體素」的作用，可以調節荷爾蒙的平衡。但聖潔莓並不是直接對子宮產生作用，它的特色是會促使對子宮下達命令的腦下垂體運作，因而使黃體成長激素（LH）增加，所以在法國有時會用於不孕症的治療。

另外，除了無月經症之外，它還經常應用於經痛、經前症候群、月經期間的痘痘調理等。在歐洲甚至還是治療經前症候群藥物的成分之一。聖潔莓作用溫和，但服用後經過二至三次周期後，月經和月經失調伴隨的症狀會慢慢趨於穩定，所以在植物療法中，若出現婦科問題，一開始的處方通常會使用這種香藥草。可挑選香藥草茶或酊劑等方便攝取的形式即可。

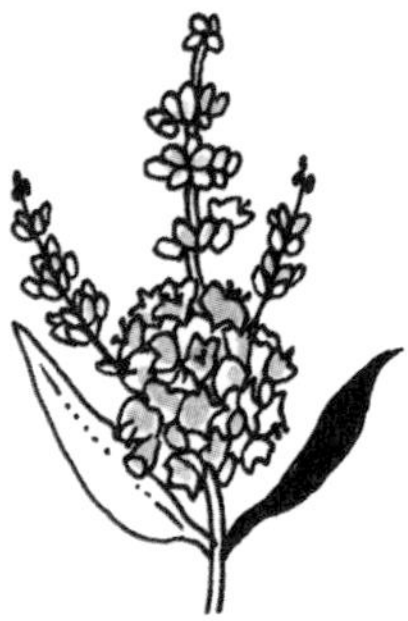

香蜂草〔香藥草〕溫和的鎮靜劑

在歐洲，婦產科醫生也很常使用香蜂草。它具有類似女性荷爾蒙「黃體素」的作用，不但可改善月經失調，還能舒緩經痛。另外，它對於安定心神也有不錯的功效，又有「溫和的植物性鎮靜劑」之稱，經常當成處方開立給容易因為經前症候群而焦躁的人，或有憂鬱症困擾的人。

聖潔莓和香蜂草是經常用於調理婦科困擾的兩大香藥草，法國女性極常使用，所以有婦科困擾的人，在吃避孕藥之前請先試試。雖然比起避孕藥需要多一點時間，但是會慢慢見效。

薺菜、明日葉〔香藥草〕作爲民間療法用藥的常見植物

薺菜是日本春天七草之一，內含膽鹼和延胡索酸，可調節女性荷爾蒙，是很好的藥材。在法國，女性有不正常出血或經血過多的問題時，會將薺菜當成香藥草使用。比起直接烹調食用，乾燥後當作茶飲的效果更佳。

明日葉則是在八丈島等地自然生長的日本香藥草，可促進血液循環、溫暖身體，請汆燙後食用。雖然稍微帶點苦味，但是做成天婦羅後相當美味。

天然藥物列表

- 聖潔莓
- 香蜂草
- 薺菜
- 明日葉

經前症候群

有一些香藥草在日本還不太知名，但它們對經前頭痛或焦躁極為有效。

小白菊〔香藥草〕

古希臘就已經使用的「奇蹟般的阿斯匹靈」

有經前症候群的人，許多都表示有頭痛的不適症狀。在服用頭痛藥之前，請先試試香藥草。小白菊（feverfew）就是一種自古希臘時代起就用於舒緩偏頭痛的香藥草。

最近全球許多大學都在研究小白菊對於頭痛的效用，並且發表多篇論文。小白菊**有緩解緊張的作用**，能夠舒緩因頭部或頸部僵硬產生的緊張性頭痛。另外，內含的小白菊內酯成分**可維持血管健康，也能有效緩解偏頭痛**。由於小白菊對於關節痛、經痛同樣有很好的效果，所以甚至有人稱這種香藥草為「奇蹟般的阿斯匹靈」。但是，實際上它和阿斯匹靈類藥物的作用方式不同，所以最好不要合併使用。總之，有頭痛或因經前症候群頭痛的人都可使用，在日本也能買到它的保健食品。

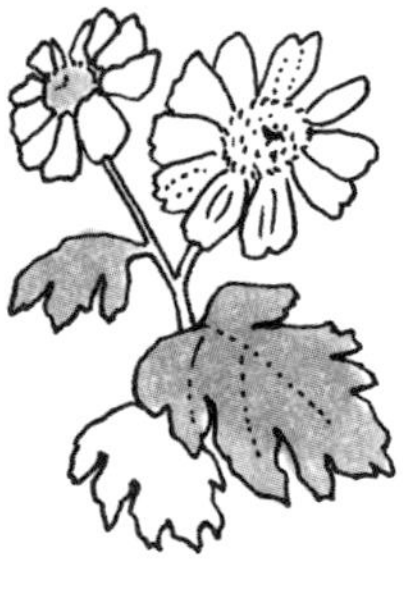

薑 乾燥後有卓越的消炎作用

薑是大眾熟悉的食材，**乾燥後對緩解頭痛有極佳效果**。薑裡含有薑辣素這個有效成分，將薑乾燥後，它會轉換成消炎效果很好的薑酚。使用生薑，建議切薄片後陰乾，在半乾時撒上糖粉做成點心，就可攝取到大量薑酚。

另外，薑的精油也具有**消炎止痛的作用**，可混入基底油用來按摩，促進血液循環，有助舒緩令人困擾的頭痛。

黑升麻〔香藥草〕 也用來當作藥物成分的「女性泉源」

在歐洲，黑升麻也會用來當成藥物的成分，以緩解經前症候群或更年期的症狀。在日本大家對於黑升麻較陌生，不過最近也可以在市面上購得。一般用法是將根部乾燥做成香藥草茶，這樣的效果最好，美國原住民甚至將其稱為「女性泉源」。由於**它含有類似女性荷爾蒙雌激素的成分，可以調節荷爾蒙的平衡**，所以對於經前症候群產生的頭痛、浮腫、焦躁等不適症狀及月經週期紊亂等都具有功效。

天然藥物列表

- 小白菊
- 薑（食材）
- 薑（精油）
- 黑升麻

提升性欲

請藉助植物的力量，愉快地維持女性功能，讓性生活品質提升，擁有更健康的日常生活。

橙花〔精油〕

高雅溫和的「幸福油」

橙花的特色是有高雅溫和的香味。它並沒有直接的催情效果，而是會帶來充滿幸福感的放鬆感受，所以因壓力過大、無法提升性致的人可使用。橙花精油是高價位的精油，將其混入基底油，用來按摩臉部或肩頸，也有美膚效果，能提升女人味。

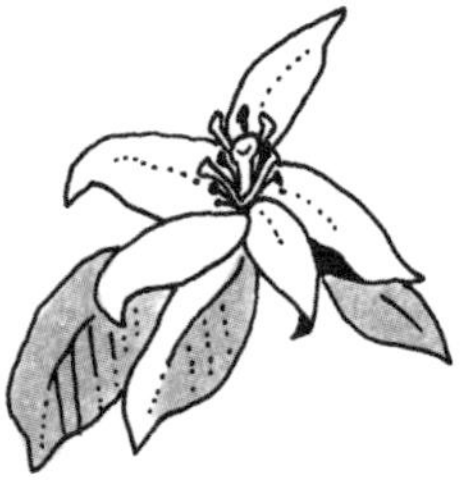

高麗蔘〔香藥草〕

不論男女，皆可促進荷爾蒙分泌

高麗蔘具有滋補強健和增強精力的作用，可強化壓力累積下疲憊虛弱的體質。它含有近似性荷爾蒙的類固醇成分，不論男女服用，都可溫和促進荷爾蒙分泌並提升免疫力，可說是萬能的適應原香藥草（一七一頁）。要改善手腳冰冷，緩和更年期症狀，或有貧血困擾和計畫備孕時，也可服用它的保健食品或酊劑。

廣藿香、檀香、依蘭〔精油〕

活絡大腦的香味

精油中也有能喚起性欲具催情效果的種類，代表性的精油有廣藿香、檀香（白檀）和依蘭。它們的香味也讓人有性的印象，以檀香為例，其主要成分檀香醇會直接活絡大腦，帶來深度放鬆感等，有明顯的藥用效果。在《源氏物語》中，光源氏也曾焚燒檀香薰衣，讓衣服產生香味，可以說檀香自古就是用來提升性欲的香味和記憶。這些精油的香味和成分能讓大腦感到安心和療癒，轉換壓力過大的心情，帶來溫和的催情作用。

建議混入基底油按摩使用。

MINI COLUMN

沿著性感線按摩會產生幸福感

人體有些部位容易感到酥癢，這些部位和所謂的性感帶重疊。使用有益身心的精油，沿著性感線按摩，效果將更顯著。請以耳朵為起點，慢慢往下塗抹，經過後頸、胸部、腋下、鼠蹊部、陰部，再從臀部沿著背肌往上直到百會穴。這條線對於安撫哭鬧的寶寶也很有效果，藉由如同身體被包覆般的安心感和沉靜的幸福感，能讓內心獲得滿足。

天然藥物列表

- 橙花
- 高麗蔘
- 廣藿香
- 檀香
- 依蘭

備孕〈調養身體〉

我自己也是藉助植物的力量，在四十三歲時第一次生產。讓我們一起來打造容易懷孕的身體，並強化體質。

覆盆子葉〔香藥草〕

贈送給已婚女性的備孕香藥草

對有婦科煩惱的大多數女性，我會推薦覆盆子葉茶。在歐洲，覆盆子葉是著名的「順產香藥草」，會當成禮物送給已婚女性，相當受歡迎。在日本，覆盆子的果實很受大眾推崇，不過葉片含有的成分對女性來說更重要。它含有抗氧化效果高的多酚，能強化黏膜，所以可幫助陰道黏液的分泌。而一般認為若陰道能分泌豐富的黏液，就可提升懷孕能力。

除了備孕期間可飲用，覆盆子葉也有益於緩解經痛、經前症候群、更年期或陰道炎等的照護。由於有助於保護羊水的羊膜，所以也很適合懷孕後期使用。另外，黏膜還具有防衛病毒和細菌入侵體內的作用，而喉嚨或鼻子也有黏膜，所以飲用覆盆子葉茶提升黏膜的滋潤度，還可有效舒緩感冒或流感的發炎症狀和疼痛。

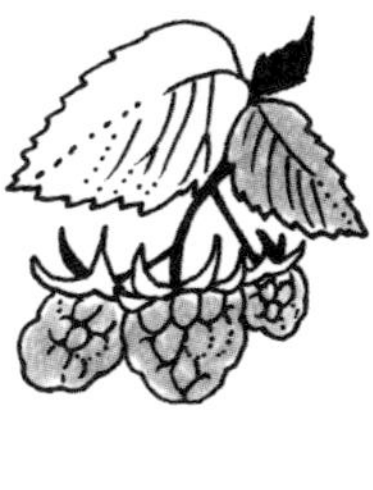

歐白芷〔香藥草〕守護女性的天使

歐白芷（西洋當歸）自古就是用來治療女性的藥物，內含香豆素等淨化血液、調整免疫功能的多酚，所以經常用於懷孕、更年期甚至經前症候群等的婦科問題。它能促進血液循環，因此也適用於因氣滯血鬱產生的經痛、月經失調和貧血等的照護。另外，它還能促進腸胃功能，所以也很常用於舒緩腹瀉、便秘、食欲不振等症狀。

歐白芷跟當歸芍藥散中的當歸相似，不過成分稍有差異，如果可以，還是建議使用歐洲產的歐白芷（如果沒有，當然可以使用當歸），以酊劑或香藥草茶的形式服用。

洋甘草〔香藥草〕「解百毒」的古老香藥草

洋甘草的根部含有抗發炎成分甘草甜素，在漢方和阿育吠陀醫療中也常使用。洋甘草有助於女性荷爾蒙雌激素活絡，促進排卵和受精，也很適合用於備孕。它還有益於緩解經痛、經前症候群和更年期症狀。建議可搭配調節女性荷爾蒙的聖潔莓和黑升麻一起攝取。

天然藥物列表

- 覆盆子葉
- 歐白芷
- 洋甘草
- 聖潔莓
- 黑升麻

備孕〈增強精力〉

沒有性欲，代表身體的基礎體能不佳。
讓我們一起消除慢性疲勞，徹底喚醒身體本能。

瑪卡〔香藥草〕有助懷孕的超級食物

一般人經常視為男性精力增強劑的瑪卡，其實我覺得更可推薦給女性使用。它擁有類似女性荷爾蒙雌激素的作用，能使荷爾蒙正常、保持平衡。

另外，瑪卡還有消除疲勞物質的極佳功效。精力與性欲是人充滿活力的根本，所以，可攝取瑪卡舒緩疲憊、調節紊亂的自律神經，藉此提升懷孕能力，尤其現在很多備孕的人經常忙於工作和家務，現實生活中不斷累積疲勞。在婦產科接受不孕治療的人也可以同時服用瑪卡，以增強體力。

瑪卡在日本也因為是超級食物而眾所周知，市面上有粉狀和保健食品類的產品。不過，並非攝取後就會立刻性欲高漲，而是能使虛弱的體力得以恢復，調整至有利懷孕的體質，也可以服用膠囊來攝取。

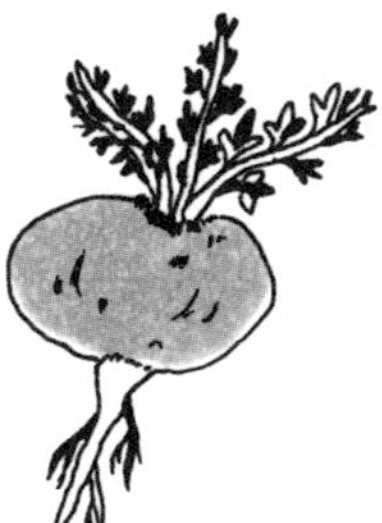

高麗蔘〔香藥草〕有效改善婦科煩惱

高麗蔘在韓國非常普遍，幾千年來，中醫、阿育吠陀醫療以及北美原住民也都會使用，對人類而言是極有用處的植物。它是萬能的適應原香藥草（一七一頁）之王，**從增強精力、備孕到月經失調，在各種惱人的婦科疾病中都可見其發揮功效。由於它對調節身體功能具有絕佳功效，所以在感受到精神壓力、身體疲勞以及免疫功能較爲虛弱時都可使用**。另外，它含有近似性荷爾蒙的類固醇成分，在調理女性荷爾蒙平衡方面也是很有名的香藥草。市面上也有販售乾燥的高麗蔘根，不過服用保健食品較為方便。

MINI COLUMN

改善心情低落的香藥草

備孕期間心情總是起起落落、焦躁不安，在心情難受、不太平衡時，照顧好內心也很重要。這時請適時攝取有助安神的香蜂草或聖約翰草等香藥草。尤其香蜂草有助於女性荷爾蒙活絡，還有緩和心情的作用。在調理體質以備順利懷孕時，除了攝取聖潔莓、覆盆子葉、高麗蔘，也可搭配香蜂草一起服用，效果更好。香蜂草或聖約翰草對產後憂鬱症也頗為有效。

天然藥物列表

- 瑪卡
- 高麗蔘
- 香蜂草
- 聖約翰草

懷孕期間的困擾
〈孕吐、浮腫〉

食不下嚥，腳部腫脹，
本節將介紹減輕孕婦孕吐和浮腫問題的必備香藥草。

西洋蒲公英〔香藥草〕

有助排出老廢物質和循環的「自然藥局」

日本有些助產所等為了讓產婦順利分泌母乳，通常會使用西洋蒲公英。它的根部富含水溶性的膳食纖維和菊糖，能減緩便秘或促使運動不足累積的老廢物質排出。

懷孕期間母體的血液量會增加，運動量卻比平常減少許多，身體必然會產生浮腫的現象。這時西洋蒲公英有助腎臟功能運作、消除浮腫，提升排出老廢物質的功能、促進身體循環。它不含咖啡因，所以備孕期間、懷孕期間和產後也都適合飲用。

西洋蒲公英的葉片含有可調整鹽分（鈉）濃度和消除浮腫的鉀，以及促進血液循環的芸香苷，所以也可以飲用含有葉片的香藥草茶。

此外，它的根部烘烤後會帶點苦味，所以在一些自然食材的店家也會販售無咖啡因的蒲公英咖啡。

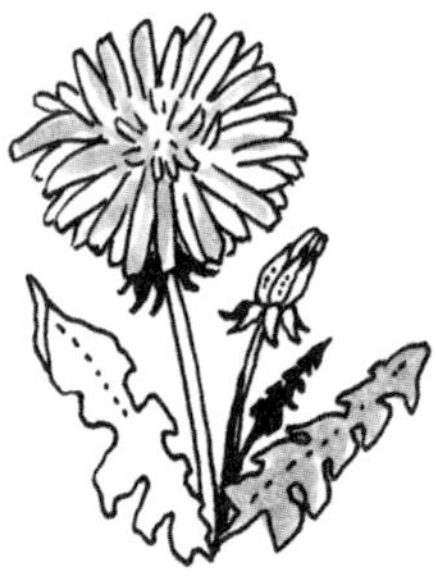

接骨木花〔香藥草〕

利尿效果極佳可消除浮腫

如同舒緩感冒症狀的一節（三十一頁）所介紹，接骨木花因為能促進排汗、具有極佳利尿效果而為人熟知。在歐洲和美國原住民之間自古就用於民俗調理，甚至常出現在各種神話故事裡。它的功效是**促進體內毒素和多餘水分的排出**。

在日本也有販售香藥草茶和糖漿。當成香藥草茶飲用，可混合菩提樹花葉或西洋蓍草，喝起來較順口。另外，建議懷孕六個月之後再服用。它甜甜的香味可舒緩緊張，所以也有助於孕婦放鬆身心。

胡椒薄荷〔香藥草、精油〕

懷孕初期孕吐也可服用的萬能香藥草

胡椒薄荷最近也是廚房料理中相當受歡迎的香藥草。想吐的時候，只要**聞到富含薄荷醇的胡椒薄荷香氣，就能感到身心舒暢**，所以孕婦可以準備它的香藥草茶或精油讓自己安心。胡椒薄荷茶還有**促進血液循環，使身體表面散熱，幫助排汗的功效**。薑所含的薑辣素也有類似作用，所以嚼食曬乾的薑也有助於止吐，嗅聞薑精油的香味也有幫助。

天然藥物列表

- 西洋蒲公英
- 接骨木花
- 胡椒薄荷
- 薑（食材）
- 薑（精油）

產前準備

產前準備和備孕有很多共通的部分，如果事先調理身體，生產後也會較輕鬆，還能減輕產後體力下降的狀況。

覆盆子葉〔香藥草〕

歐美主要的「順產茶」

在備孕的篇章中介紹過的覆盆子葉，也是我很希望待產女性一定要服用的香藥草之一。覆盆子葉有舒緩子宮緊張的作用，甚至有歐洲大學的研究報告指出，孕婦每天飲用覆盆子葉茶，生產時會很順利。雖然懷孕初期不建議服用，但生產前三個月可每天飲用。產後它也是能幫助母乳分泌的茶飲。

薰衣草、乳香〔精油〕

預防妊娠紋的放鬆香藥草

懷孕後令人非常在意的就是妊娠紋的預防。顧及到寶寶的健康，請盡量使用自然的保養方式。可將薰衣草或乳香等有細胞再生作用的精油混入基底油後，按摩腹部周圍。重要的是，薰衣草的香味還可以讓人放鬆。

天然藥物列表

- 覆盆子葉
- 薰衣草
- 乳香

懷孕期間的禁忌

有些平常使用並無大礙的香藥草，卻可能不適合孕婦。請事先了解應該避免的攝取方式。

精油的禁忌

即便是懷孕期間，如果是使用精油按摩，也不需要過度緊張。當然也有可能發生嗅覺改變而無法接受香味的情況，或是肌膚變得較敏感而無法塗抹原液，但是混入基底油後稀釋使用，應該就比較沒有問題。

但是請避免以口服精油的方式攝取。在歐洲也有販售口服的精油，但是有些精油的作用較強烈，請避免懷孕期間使用。可以選擇飲用香藥草茶或酊劑。

香藥草茶的禁忌

懷孕期間不須飲用前面介紹備孕時調節女性荷爾蒙的香藥草茶。另外，接骨木花或覆盆子葉等有收縮子宮作用的香藥草茶，雖然可在懷孕初期飲用，但也不需要刻意喝。這類香藥草可以在懷孕後期即將迎接生產時使用。

另外，無論懷孕幾週，都請避免攝取咖啡因、酒類和化學調味料，以減少身體負擔。

產後的身體調養

〈會陰傷口〉

在日本，大家很容易忽視產後的身體調理。身體剛經歷生產這件大事，極度虛弱，所以請好好照護疲弱的身軀。

艾草〔香藥草〕

韓國月子中心不可或缺的備品

艾草有極佳的抗發炎效果，自古就被當成萬能香藥草使用。它能鎮靜生產時剪開會陰的傷口疼痛，讓傷口盡快癒合。另外，生產時胎盤會剝落，所以產後子宮也會出現很大的傷口。伴隨傷口產生的分泌物稱為惡露，艾草即有**促進惡露分泌、排出，讓子宮恢復原本狀態的作用**。

它的效果良好，以至於韓國的月子中心會讓產婦生產後接受艾草蒸浴。在醫院或自己家裡較難做艾草蒸浴，不過將艾草粉和里芋粉（八十五頁）混合製成貼布，或是將煮約十分鐘的艾草汁倒入浴缸泡半身浴，也都能發揮功效。當然，產後也可以用來做為私密處的平日保養。醫院在孕婦生產時的主要目標是讓孕婦「無意外地順利生產」，所以很難照顧到這部分的護理。孕婦可出院後再在家裡進行，請運用這些方法好好調理產後的身體。

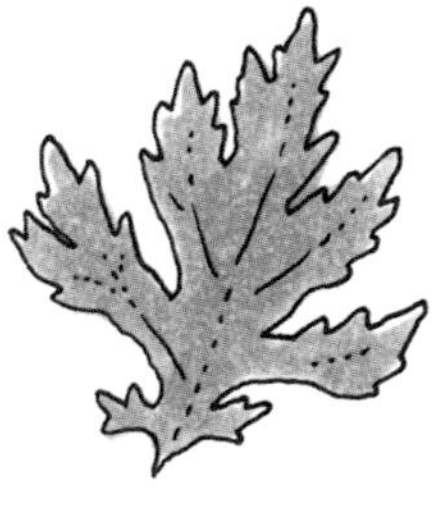

薰衣草〔精油〕

用抗發炎的精油鎮靜傷口

薰衣草精油所含的芳樟醇和乙酸沉香酯，具有優秀的鎮靜消炎作用，可以直接塗抹肌膚，所以很適合用於產後會陰的護理。產後的會陰有傷口、紅腫，就像有很大片的瘀傷。請將薰衣草精油和里芋粉混合塗抹在紗布，輕輕貼於會陰處，並緊密覆上保鮮膜。或者，也可以在衛生棉上滴幾滴精油，當成簡易貼布使用。用棉花棒等沾取精油直接塗抹傷口，也可加速傷口癒合。另外，也推薦坐浴的方式，在大臉盆或浴桶內裝滿熱水，將精油滴入其中後坐在裡頭浸泡。

MINI COLUMN

私密處的保養

日本在女性私密處的保養上，猶如開發中國家一般落後得令人驚訝，不但念珠菌感染等疾病很常見，而且幾乎沒有人提供私密處的專門保養品，藥局也只有銷售搔癢時對症下藥的軟膏，這是很奇怪的狀況。

其他國家的藥局中，清潔私密處的產品就像洗臉用品一樣種類很多。用於清潔臉部或身體的肥皂刺激性較強，並不適用於清潔私密處，所以請使用專用的肥皂輕輕塗抹、清洗汙垢。希望女性在開始有月經之後都能養成這個習慣。

天然藥物列表

● 艾草
● 薰衣草
● 里芋

產後的身體調養〈恢復體力〉

產後必須分泌母乳，
但身體還一直處於消耗體力的狀態，
這時請藉助植物的力量恢復體力。

海帶芽、海帶、海蘊

月子中心的經典菜單

將海帶芽或海蘊等海藻燉煮成濃湯，是韓國月子中心餐餐都會出現的食物，海藻含有豐富的鈣、鋅、碘、鉀等礦物質、海藻酸鈉、提升自然療癒力的褐藻醣膠以及胺基胜肽等。除了能恢復體力，還能促進母乳分泌、加速惡露排出等，對產後的身體益處多多。烹調的重點是海藻的用量要比煮味噌湯時更多，要使用大量海藻煮至濃稠才行。

〈海藻湯〉的作法

❶海帶芽、海帶或海帶根等海藻以水泡發，用剛好蓋過食材的水量熬煮。

❷輕輕灑入鹽和芝麻油，或加入味噌等，可依喜好調味。

煮約五分鐘即可食用，不過如果有時間，建議用小火慢煮約四十分鐘，直到湯變得濃稠。這樣的湯可以為流失大量血液的身體補充豐富的礦物質。在韓國是產後一個月左右持續食用的主要湯品。

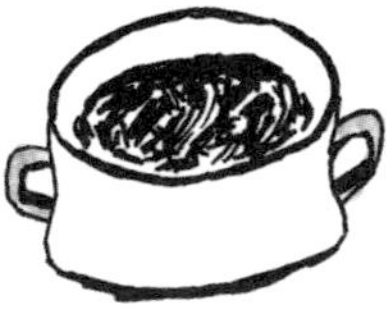

大蒜、洋蔥 恢復體力的最強組合

生產會大量消耗體力，而說到產後最適合調養身體的食材，莫過於大蒜和洋蔥。大蒜含有豐富的大蒜素，可以提升免疫力，是**最適合用來增強免疫力的食材**。食用要點是要經過烹調加熱，或是選用發酵過的大蒜（市面有販售黑大蒜或大蒜蛋黃醬等）。另外，洋蔥也有**淨化血液、提升免疫力和代謝力的功用**。洋蔥和大蒜相反，最好生食，或避免過度烹調。直接食用生洋蔥絲即可淨化血液，所以請做成沙拉食用。

MINI COLUMN

有助產後調養身體的香藥草和避免產後使用的香藥草

產後是很辛苦的時期，身體受到損耗，相當疲憊，而且還會產生變化。這時期最適合攝取的香藥草茶，是備孕和產前準備的單元中也介紹過的覆盆子葉。它對於保護黏膜有極好的功效，所以也最適合用來呵護完成生產大事的子宮。

相反的，鼠尾草是必須避免的香藥草茶。雖然它有益於月經失調和更年期障礙，但是會減少母乳分泌。待哺乳期結束後即可飲用。

天然藥物列表

- 海帶芽
- 海帶
- 海蘊
- 大蒜
- 洋蔥
- 覆盆子葉

產後的身體調養〈哺乳〉

很多母親都有過母乳不足或乳腺塞住的問題。
請不要獨自困擾，可藉助植物的力量來順利解決。

茴香〔香藥草〕

具催乳功效的女性必備香藥草

最近日本的超市也有販售新鮮茴香，不過，我建議在哺乳期使用的並不是葉片，而是使用茴香籽製成稍有辣味的香藥草茶。它含有豐富的類黃酮和類黃酮苷，自古羅馬時代就被當作具有強健功效的香藥草使用。

不太能分泌出母乳，或母乳量較少時，建議飲用茴香茶。市面上針對產後女性販售的香藥草茶中，幾乎多數都含有茴香的成分，是哺乳中女性必備的香藥草茶。

此外，腸胃狀態也會影響母乳分泌，茴香就能促進消化酵素分泌，讓腸胃保持活力。而且茴香本身就有催乳和利尿的效果，所以可以達到「製造健康的母乳」和「順利泌乳」這兩大目的。對於母乳不足或乳腺塞住的照護，都是極佳的香藥草。

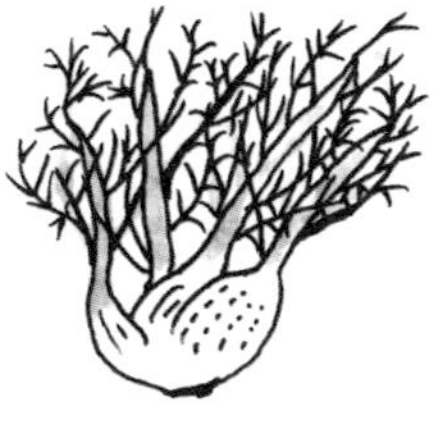

茴芹（洋茴香）〔香藥草〕

古希臘時代應用至今的哺乳期良伴

茴芹籽很常運用於有辣味的點心和料理，自古希臘時代起就因催乳和健胃的功用而為人熟知。它擁有類似女性荷爾蒙雌激素作用的成分，因為含有茴香烯，能促進母乳分泌、調整女性荷爾蒙的平衡、抑制經痛，又可以舒緩更年期不適，是廣泛運用於婦科煩惱的香藥草。

如果要在哺乳期攝取，建議混合同樣有催乳效果的茴香和香蜂草服用。用熱水沖泡五分鐘以上（最好八分鐘左右），可充分萃取其中的成分。請注意，這裡介紹的並不是常用於中華料理的八角。

南瓜、番薯

哺乳期間更應該攝取的「甜味蔬菜」

大家常說「甜食或高脂肪的食物容易使乳腺阻塞」，但是南瓜、番薯、栗子和橡實等甜味蔬菜則是例外。這些蔬菜中的糖分，可促使下達製造母乳指令的荷爾蒙和泌乳激素分泌。南瓜和番薯的表皮含有許多有效成分，所以建議連皮食用。另外，哺乳是在養育生命，適合攝取紫蘇油等含有Omega-3的食物，據說也有利於寶寶大腦的發展。

天然藥物列表

- 茴香
- 茴芹
- 南瓜
- 番薯
- 紫蘇油

〔關於天然藥物❸〕

明日的健康由今日的飲食打造

南雲乳房醫療中心
理事長暨院長　南雲吉則醫師

我擔任癌症專科醫生已有三十年，在這期間，癌症的死亡率增加至三倍。儘管我不斷推廣早期發現和最新的治療觀念，結果依舊如此。

因此我現在最著眼於「預防」。首先應該再次審視的，是誘發癌症最主要的因子，也就是飲食。我們的腸道負責身體七成的免疫活動，如果腸道環境良好，就可防止病原體入侵，但是腸道無法分辨好食物和壞食物。所以，該吃什麼？不該吃什麼？在吃進食物時，我們必須自己做決定。明日的健康是由今日的飲食打造。

森田敦子小姐在法國從植物藥理學習得的自然療法，讓我學到非常多知識。我的目標是藉由飲食打造健康的身體。我將預防癌症的飲食方式命名為「生命飲食」，從該攝取和不該攝取哪種食物、飲食該注意的事項，到食用牛蒡茶或紫蘇油等對食材的建議等都是我關注的範圍，並在日本各地進行推廣普及的活動。我認為在這一點上，我做的事和森田小姐的研究有極相通之處。

南雲乳房醫療中心

從乳房美容到健康，可提供完整照護的醫療中心。身為院長的南雲吉則醫師是癌症專科醫師，在忙碌的看診空檔，還參與電視節目等媒體、撰寫多本著作等，在各領域頻頻發聲。近年來為了呼籲癌症預防的重要和普及「生命飲食」的觀念，與日本全國各地的餐廳合作，並且從事演講活動。洽詢電話：03-6261-3261

第三章

改善心理不適

失眠、精神不振、莫名感到焦躁，如果這樣的日子持續下去，人可能會感到疲倦且免疫力下降。本篇將為大家介紹內心脆弱時，對我們有所助益，彷彿護身符般的天然藥物。

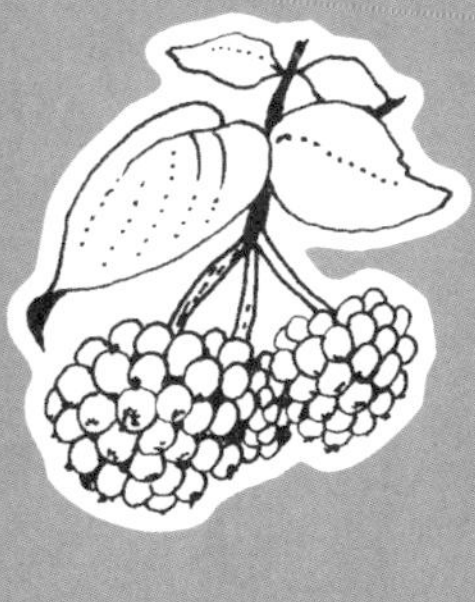

精神不振

精神不振的一大原因在於免疫力下降。請提升身心的基礎體力，保養出精神奕奕的自己！

紫錐花〔香藥草〕

活絡免疫力及恢復活力

紫錐花經常用來對抗感冒、流感或過敏。它所含的多醣類和類黃酮可以提高免疫力，所以很適合用來改善疲倦或體力下滑造成的有氣無力。另外，身體無法適應季節轉換時也很有效。提到精神，我們很容易視為心理問題，不過體力和免疫力是培養強健內心的基礎。請用紫錐花的香藥草茶和酊劑來恢復體力，振奮精神吧！

刺五加〔香藥草〕

抑制壓力荷爾蒙的愛奴族民間用藥

在好幾千年前，人們就為了因應壓力和預防疲勞，開始使用刺五加。壓力荷爾蒙皮質醇分泌過剩時，會引起倦怠感和無力感。刺五加的保健食品和香藥草會抑制皮質醇過度分泌、減輕腎上腺的負擔，從體內自然喚醒活力。

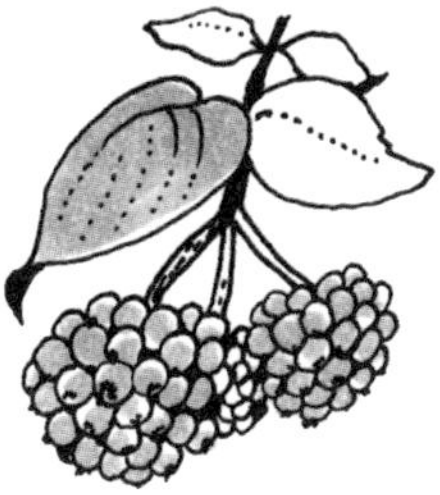

瑪卡、瑪黛茶〔香藥草〕

大幅提升體力和精力的基礎

瑪卡因為是超級食物而深受歡迎，它可以調節紊亂的荷爾蒙，使之平衡，且蘊含豐富的胺基酸和各種礦物質，有助於**恢復體力**。有很多女性為了備孕而服用，不過，因精神疲勞或倦怠感困擾時，也很適合。

另外，我也希望大家飲用瑪黛茶。它富含鈣、鐵、鋅等礦物質，還有維生素A和B，所以又被譽為「飲用的沙拉」，為世界三大茶飲之一。它**可促進新陳代謝，消除身體疲憊和心理不適**，很受喜愛。飲用時，也可加入枸杞、紅棗等一起喝。

大蒜

用營養豐富的「黑大蒜」提升能量

七十二頁和一三三頁都介紹過的大蒜，是適合消除疲勞的常見食材。它的**獨特氣味中含有能代謝醣並且轉換成能量的維生素**，因此很適合疲憊不堪、缺乏精力的人。尤其是在高溫多濕的環境裡發酵而成的黑大蒜，有很高的抗氧化力和抗菌效果，特別推薦給大家。和新鮮大蒜相比，發酵後的大蒜含抗氧化作用的多酚等較多，更能提升由體內散發的精力。

天然藥物列表

- 紫錐花
- 刺五加
- 瑪卡
- 瑪黛茶
- 大蒜

〔關於天然藥物❹〕
女性員工熱烈期盼的香草藥局 MASH Beauty Lab

副社長　小木充

我和森田敦子老師攜手成立日本香草藥局的契機，源於本公司的女性員工。她們因為其他工作前往巴黎時，都很想前往在地的香草藥局，掃空所有天然草本藥物帶回日本。而且，公司請員工針對 Cosme Kitchen 成立新事業集思廣益時，有位採購也極為真摯地提出想成立香草藥局的建議。既然大家如此期望，我們就決定發展這項事業，並邀請森田老師擔任監修，打造日本第一家香草藥局。我們的原則是販售與法國同品質的產品，甚至引進日本尚不熟悉的香藥草或酊劑。現在產品線也漸漸增加了，從因應女性身體不適的產品，到我們想推薦給高齡者的品項，種類愈來愈多。

目前香草藥局的顧客群主要以三十～五十多歲女性為主，今後我們的目標，是希望將它打造成男女老少都習慣前來的店家。不只是女性，連男性有身體不適也可以來購買提升免疫力的紫錐花。我希望它能成為任何人都願意前來，可以讓生活更健全的日常藥局。

Cosme Kitchen 香草藥局

香草藥局（Herboristerie）自古就存在於歐洲人生活中。人們感覺身體不舒服時會前往諮詢，擁有豐富植物知識的藥劑師也會親切細心地提供適合的香藥草和照護意見。自二〇一五年起，在日本的 Cosme Kitchen 裡也出現了日本版的香草藥局，提供正宗的香藥草茶和香草酊劑等產品，支持大家的有機生活。Cosme Kitchen 47 家門市正逐漸推廣中。洽詢電話：03-5774-5565

第四章

改善外表的煩惱

在意肌膚乾燥與鬆弛，想消除浮腫和肥胖，還想預防白髮和頭髮稀疏，這類美容方面的困擾永無止盡。其實在這方面植物最能發揮所長。讓我們利用對美容有幫助的天然藥物來保養吧！

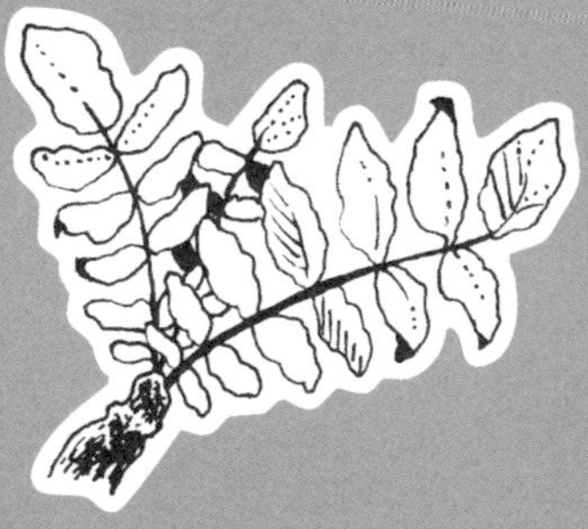

超級美容油

從許多保養品和化妝品配方都含有精油就可以知道，精油是維持肌膚美麗的好朋友。大家也可以自製具個人特色的超級美容液。

玫瑰〔精油〕

因華麗的香味大受歡迎的「精油女王」

玫瑰精油是有名的保養品和化妝品原料，它的香味有調節女性荷爾蒙平衡的功效，也能促進有幸福荷爾蒙之稱的血清素、催產素、β-腦內啡等荷爾蒙分泌，為人帶來幸福感。

另外，玫瑰精油也含有香茅醇和香葉醇，在緊緻、潤澤肌膚方面有極佳功效，這是它最令人讚嘆的部分。由於有輔助抗老的功效，請將添加玫瑰精油的美容油用於肌膚護理。如果是二十多歲或三十幾歲的人，使用萃取玫瑰精油時獲取的玫瑰純露，也會有很好的效果。

請注意的是，最好選擇以水蒸氣蒸餾法取得的奧圖玫瑰精油，因為利用溶劑萃取的玫瑰原精，難免會殘留少許溶劑。雖然奧圖玫瑰精油的價格一定比較高，但畢竟是塗抹在肌膚上，如果可以選擇，請使用奧圖玫瑰精油。

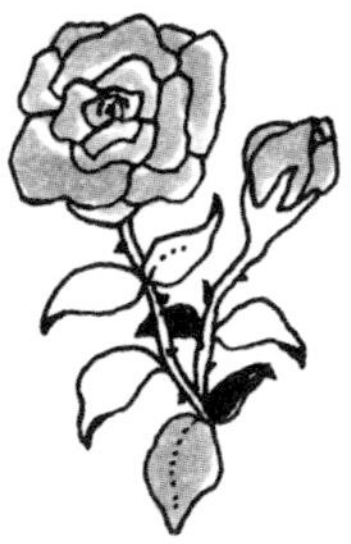

柑橘〔精油〕養護出柔嫩肌膚的溫和精油

柑橘有清爽的柑橘類香味，有平靜心情的作用，很多人知道它是用於**療癒不安，以及在失去自信時給予安撫的精油**，不過它還**具有調理柔嫩膚質的護膚作用**，經常用作預防妊娠紋的乳霜配方。隨著年紀增加，皮膚角質難免肥厚，肌膚也會變得粗糙，而柑橘精油可發揮嫩膚調理的功效，使皺紋不易生成。如果要用來保養臉部，可將三至五毫升的基底油倒在掌中，再加入一滴柑橘精油，用來按摩。也可以用有類似作用的乳香精油替代。

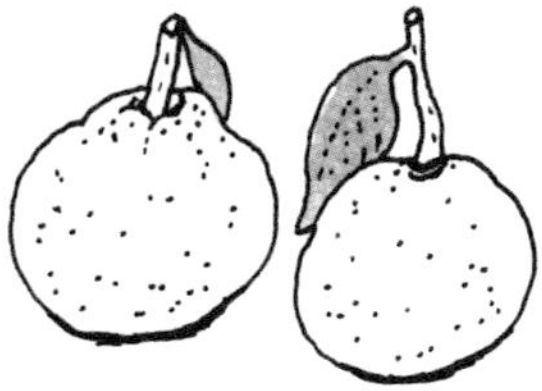

天竺葵、佛手柑〔精油〕用香味和功效皆溫和的精油保養肌膚

天竺葵可說是法國保養品和化妝品配方中一定會加入的精油，也有和玫瑰極相似的華貴香味，因為可**保持皮脂平衡、擁有極佳柔膚功效**而為人熟知。尤其是有肌膚乾燥困擾的人，這是我極力推薦一定要隨身準備的一款精油。

佛手柑也富含具鎮靜作用的乙酸沉香酯，**擁有緊緻毛孔、抑制痘痘等發炎症狀的功效**。請依照自己的膚質和喜好的香味靈活運用。

天然藥物列表

- 奧圖玫瑰
- 柑橘
- 乳香
- 天竺葵
- 佛手柑

減重

減重的重點是要防止血糖值急速上升，
讓我們用植物的力量協助基礎代謝率變差的身體。

菊芋 提升代謝力的「天然胰島素」

四十五頁和九十八頁也介紹過的菊芋，含有豐富的菊糖，而菊糖有**抑制血糖上升的極佳功效**。抑制血糖上升，會讓糖分難以轉換成脂肪細胞，所以是有助減重的食材。菊芋可做成爽脆的沙拉生食，也可當成味噌湯或炒菜的配料。不只是減重，它對糖尿病患者來說也是很好的食材。另外，也可以食用九十九頁介紹過的三七。

桑葉〔香藥草〕 抑制糖分吸收的減重茶

桑葉茶中含有一種名為DNJ的桑葉生物鹼，有**抑制醣類吸收的功用**。它和菊芋一樣含有菊糖，所以也很適合當成減重時的茶飲。在以老鼠為對象的實驗中甚至有報告指出，桑葉可減少內臟脂肪。另外，桑葉的優點還在於擁有豐富的鈣、鐵和胡蘿蔔素等營養。攝取充分營養，並維持肌肉以提升代謝力，才是踏實的減重方式。在此期間，桑葉茶是很好的良伴。

柿葉〔香藥草〕還可調節膽固醇

柿葉有很好的防腐效果，所以甚至還運用在壽司料理上做成「柿葉壽司」。柿葉茶富含維生素C，是兒童、高齡者和孕婦都可以飲用的知名健康茶。茶裡所含的單寧酸有**降低壞膽固醇，以及穩定血壓、預防血管疾病的作用**，所以從減重到慢性病，運用廣泛。

如果你住家周圍就有柿子樹，建議可將葉片陰乾後，當成茶葉。

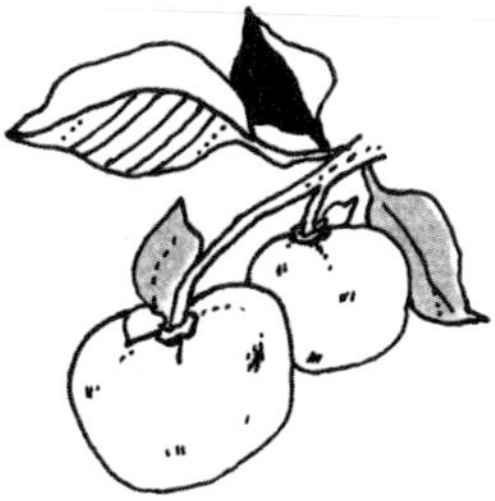

杜仲茶 甚至被認定爲日本特定保健食品[5]的「瘦身茶」

基礎代謝率差的人在減重時，關鍵在於抑制膽固醇、阻止脂肪的吸收。杜仲茶**能促進幫助脂肪燃燒的膽汁酸分泌，**是一款**可提升基礎代謝率**的知名茶飲。它的功效是不讓多餘的能量轉為脂肪，並有降低膽固醇的作用，是在意代謝症候群和想減重的人適合飲用的無咖啡因茶飲。

5 編注：日本的「特定保健食品」，指的是有科學證據證明其有效性、安全性等，且經消費者廳認可的食品。

天然藥物列表

- 菊芋
- 三七
- 桑葉
- 柿葉
- 杜仲茶

曬傷

植物對於日曬後的肌膚鎮靜和美白也頗具功效，讓我們從體內和體外攝取來減少肌膚傷害。

薏仁 服用塗抹皆有效的「美白漢方」

薏仁很常出現在美白保養品和化妝品的配方中，去除外殼就成了用於漢方的「薏苡仁」。將市售的薏仁粉溶於水做成面膜也是很普遍的用法，不過，如果要保養日曬後的肌膚損傷，最好是食用薏仁。

薏仁含有豐富的鈣、鐵和維生素，此外其蛋白質和胺基酸的含量比例可說是所有穀類的第一名。攝取這些成分能提高肌膚的再生能力。

自古以來，薏仁也是知名的去疣藥材，對預防斑點也極有效。

另外，薏仁粉和優格混合食用也很方便。將薏仁粒乾煎後還可當成脆口美味的下酒菜，也可以加在沙拉中。每天持續少量攝取，就能提升肌膚變美變白的能力。

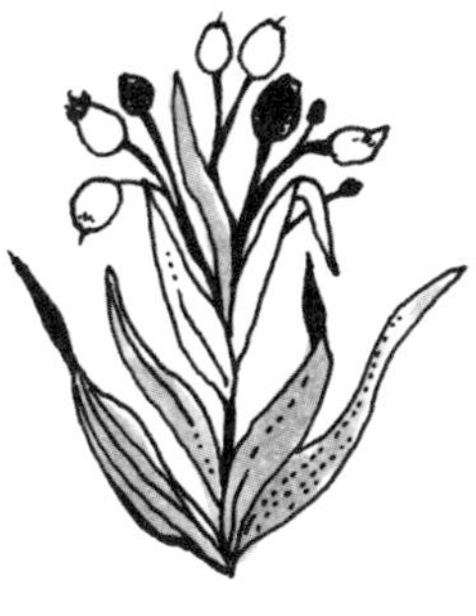

金盞花〔油〕

消炎能力極佳的「太陽香藥草」

金盞花一到春天就會開出鮮豔的橘色花朵，也是祭典中聖母瑪利亞手持的捧花。

它富含維生素A和類黃酮，因能鎮靜發炎症狀，且促進肌膚再生的效果極佳而廣為人知。

曬傷一如字面是指肌膚受日曬發炎，所以要塗抹浸泡過金盞花的油，盡快鎮靜肌膚。

金盞花油修復受損肌膚和黏膜的作用，以及保濕效果都很優異，所以建議直接塗抹，或是使用含金盞花的乳霜也很方便。

蘆薈〔香藥草〕、薰衣草〔精油〕

有助鎮靜的兩大香藥草

曬傷就是輕微的燙傷，所以盡快鎮靜發炎症狀很重要，可以用蘆薈透明的膠質部分敷貼。蘆薈不但有清潔的效果，還可促使肌膚再生，一舉兩得。

另外，燙傷（八十頁）一節中曾介紹的薰衣草精油也很適合用於曬傷的保養。它有優異的抗發炎作用，可以和基底油混合，塗抹於所有曬傷的部位。

天然藥物列表

- 薏仁
- 金盞花
- 蘆薈
- 薰衣草

體臭

細菌繁殖會使身體產生令人厭惡的體臭，請利用有抗菌作用的香藥草輕鬆抑制。

柿葉〔香藥草〕

也能當成除臭劑的超級單寧

柿葉所含的單寧酸有極佳的除臭效果，有些市售的除臭劑也都含有這個成分。**即便只是將葉片煎煮成茶飲用，都能預防體臭和口臭**。它還含有具抗過敏作用的成分紫雲英苷。除了飲用外，也可以用柿葉煮成的湯汁擦拭身體，或倒入浴缸泡澡。使用市售含酒精的除臭濕巾會過敏的人，請試試柿葉茶。

柚子

用自製的柚子皮果醬抵擋臭味

柚子不只是果肉，**連果皮都擁有豐富的抗菌成分檸檬烯**。加入糖和蓋過果皮的水，煮約十五分鐘，就可以直接享用自製的柚子皮果醬。將柚子皮咬碎，在食用的同時細細攝取氣味分子，就能預防口臭和體臭。另外，還可攝取到檸檬醛和蒎烯等**促進代謝的成分**。

如果擔心有農藥，請事先將整顆柚子浸泡在小蘇打水中約一個小時。

澳洲尤加利、胡椒薄荷〔精油〕

從口臭到體臭全面防禦

發現有體臭時，除臭效果佳的精油也是值得信賴的良方。它們所含的薄荷醇、薄荷酮和桉油醇這些成分，可以**抑制細菌繁殖、讓氣息清爽**。在五毫升酒精中兩種精油各加入五滴，充分混合後再加入二十五毫升的純水，就能做成噴霧，用來為衣物和鞋子消臭，還可消除衣櫥和垃圾的異味。另外，在一杯水中各滴入一滴精油，就成了預防口臭的最佳漱口水。請利用精油的力量阻斷形成體臭的成分，清爽舒適地生活。

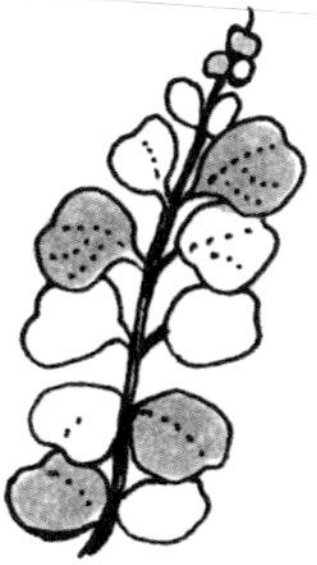

MINI COLUMN

食用茴香籽預防口臭

日本不是很多人知道這件事，但在印度，人們習慣飯後嚼食茴香籽以預防口臭。另外，在中國，還有古代晉見皇帝前會先嚼食茴香籽的趣聞。細細嚼食茴香籽，茴香籽中散發的辛香味會促進唾液分泌，所以能預防口渴產生的口臭。另外，也可使用添加茴香的漱口水和牙膏。

天然藥物列表

- 柿葉
- 柚子
- 澳洲尤加利
- 胡椒薄荷
- 茴香

痘痘和粉刺

因生理期或睡眠不足等原因冒出痘痘，
請藉由植物的力量從體外殺菌，並幫助從體內排出老廢物質。

澳洲茶樹〔精油〕可直接塗抹的超級精油

澳洲茶樹精油的桉油醇和α-萜烯等成分有極佳抗菌效果，可以抑制痘痘部位的痤瘡桿菌。這是可以直接塗抹於肌膚的精油，請用棉花棒沾取精油塗在痘痘上殺菌。檸檬也有相同的殺菌效果，但是有被陽光照射會對肌膚產生害處（又稱光毒性）的特性，所以不適合用於白天保養。澳洲茶樹精油則沒有這層顧慮，殺菌的同時還能立刻鎮靜因發炎等引起的泛紅狀況。

梅子 萃取液有強力的殺菌和抗菌效果

對大眾而言，梅子是再熟悉不過的食材，而且它具有強大的殺菌和抗菌效果，有痘痘和粉刺時很適合用來保養。請飲用萃取液或塗抹在痘痘上，藉此舒緩發炎症狀，盡早治癒。萃取液是將新鮮的梅子榨汁，再細火慢煮數小時後完成。腸胃不適、累積大量疲勞時，用一湯匙沖泡飲用就可感受到效果。也可以使用市售的萃取液。

積雪草〔香藥草〕

可淨化微血管的「長壽香藥草」

在阿育吠陀醫療中知名的「長壽香藥草」積雪草（雷公根），有優異的滋補強健和抗發炎作用。世界衛生組織還將其列入「二十一世紀應該保留的重要香藥草」。積雪草因為含有促進代謝的成分，也經常當成保養品和化妝品的原料。在痘痘或粉刺生成時，服用積雪草茶或它的保健食品就有鎮靜的效果。積雪草也是可促進膠原蛋白和彈性蛋白生成，以及指甲、毛髮生長的香藥草，很推薦用於抗老保養。

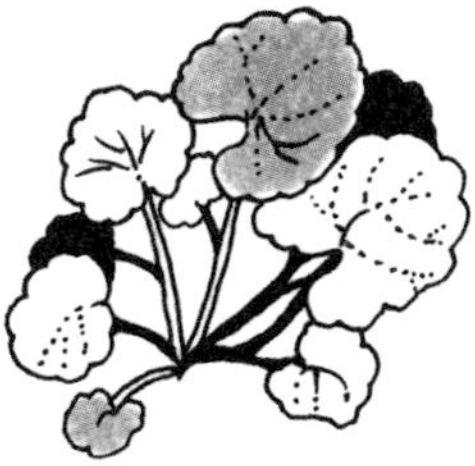

魚腥草〔香藥草〕

排出多餘物質的代謝茶

出現痘痘和粉刺，代表身體一定積有多餘的水分和老廢物質。魚腥草茶具有強力的利尿作用，可以將這些排出。由於魚腥草含有許多特殊的排毒成分，例如癸醯乙醛和槲皮苷，所以在促進血液循環、排出老廢物質的功效上極爲出色。它能促進身體的循環，調整體質，使痘痘和粉刺不易生成。

天然藥物列表

- 澳洲茶樹
- 梅子
- 積雪草
- 魚腥草

斑點

雖然很多人認為「斑點無法消除」，但是我們可以藉助植物的力量讓斑點變得不顯眼。請藉由塗抹或飲用的方式保養。

玫瑰果〔香藥草〕

富含維生素C、P、E的「維生素炸彈」

提到玫瑰果，或許很多人會想到維生素C，但是玫瑰果的果實也有豐富的維生素P和E等，是經常被譽為「維生素炸彈」的天然保健食品。

這些維生素的效果彼此相乘有防止斑點和雀斑的作用，所以有斑點困擾的人，請一定要飲用玫瑰果茶。另外，它還含有茄紅素，可以去除造成斑點和皺紋的活性氧。

飲用玫瑰果茶，請注意要「整顆果實都吃」。果實含有豐富的營養，所以建議直接食用或摘取製成果醬。玫瑰果茶有點酸，不耐酸的人可加入蜂蜜飲用。請整顆食用，讓它發揮最大的美膚效果。

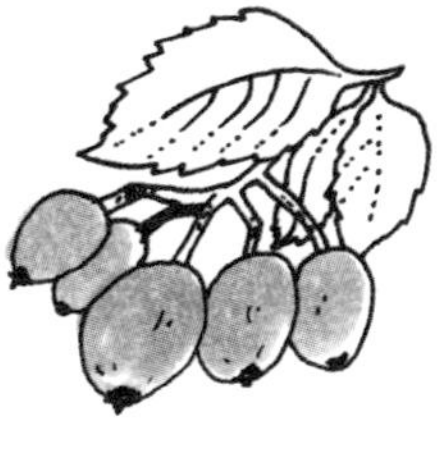

枇杷葉〔香藥草〕

敏感肌膚也適用的美白香藥草

在民俗調理中，枇杷葉的用法有茶飲（三十三頁）和溫灸二種。它富含維生素、礦物質、多酚等，自古人們會將它煎煮後當成美膚或美白乳液使用。枇杷葉還有一個好處，就是**有抗菌和鎮靜作用的成分，所以連敏感肌膚都適用**。

枇杷葉煎煮十分鐘左右就可飲用，也可以放涼後代替乳液使用。它能抑制發炎且提供肌膚滋潤，讓肌膚斑點變得不明顯。另外，由於它有收斂作用，還可用於緊緻肌膚，避免產生皺紋。

天竺葵〔精油〕

促進肌膚再生與美白

正常的肌膚代謝週期約二十八天，隨著年紀增加，這個速度會漸漸下降。另外，受紫外線等傷害後的恢復也會變慢，這時天竺葵精油可**促進肌膚再生**。它還**可以調節皮脂平衡，所以不分膚質皆可使用**也是它的優點。如果有斑點的困擾，建議可混合奧圖玫瑰精油使用。在五毫升的基底油內加入約兩滴，即可當成美容油。

皺紋

表皮如果變厚，就會漸漸形成留下痕跡的表情紋。所以促進新鮮細胞生成，就是防止皺紋的第一道防線。

玫瑰〔精油〕

適合任何膚質的特殊精油

玫瑰精油中含有許多香葉醇，這是對包括敏感肌膚在內的各種膚質有益的成分，它的功用是提高肌膚的膨潤度，讓肌膚更加細緻。另外，防止乾燥，讓肌膚重返年輕的作用也很優異，所以很適合有皺紋困擾的人。只要在基底油內滴入一到兩滴，就可用作每日肌膚保養，方便好用也是它的優點。因為要塗抹在肌膚，請盡量使用不含溶劑的奧圖玫瑰精油。

橙花〔精油〕

保養品和化妝品的經典原料，能賦予肌膚彈性

從乾燥肌膚、油性肌膚到敏感肌膚，橙花精油可以調節各種膚質，使之平衡。尤其它促進肌膚再生的作用極佳，所以很適合用來保養角質肥厚的熟齡肌膚、受損虛弱的肌膚。橙花精油還含有芳樟醇和α-松油醇等安定情緒的成分，所以也可以加一至兩滴在平日擦拭的乳液內使用，可以讓人完全放鬆，使老化的肌膚漸漸緊緻。

乳香〔精油〕香味溫和的「回春精油」

乳香採自索馬利亞和衣索比亞荒野中自然生長的樹木，所以是價格相當昂貴的精油。但是它的美膚效果極佳，甚至從埃及豔后的時代就當成防止皺紋的精油使用。

它在促進肌膚細胞成長、保持滋潤的功效上表現優異，我很推薦用在皺紋、法令紋、乾燥、鬆弛等因老化造成的所有肌膚困擾。加幾滴在基底油中，一邊按摩一邊塗抹，效果更佳。

由於富含具鎮靜作用的α-蒎烯和檸檬烯，還有安定心神的作用。

積雪草〔香藥草〕用治癒傷口的力量，從體內重返年輕

積雪草是世界衛生組織認為十大「二十一世紀應該保留的重要香藥草」之一。它所含的積雪草苷可以促進血液循環、調理肌膚狀況。做成香藥草茶飲用或喝酊劑保養，都可以促使身體由體內重返年輕。另外，含有積雪草的保養品和化妝品還有促進膠原蛋白和玻尿酸生成的作用。

頭髮困擾〈白髮、掉髮〉

壓力或隨年紀增長持續增加的白髮和掉髮問題，可以活用植物多酚來終結困擾。

馬尾草〔香藥草〕

維持烏黑秀髮的礦物質寶庫

馬尾草擁有生物鹼、矽、二氧化矽等豐富的礦物質，這些成分有助**秀髮和肌膚再生**，所以在德國經常用於治療上。一天飲用一至兩杯香藥草茶，可減少白髮增生。另外，荷爾蒙失調對秀髮也有很大的影響，因此不要忘記攝取能產生荷爾蒙的好油，比如紫蘇油、月見草油、大麻籽油等，都可以有效預防白髮增生。

黑芝麻、洋蔥皮

用抗老化食材喚回亮澤黑髮

植物色素多為抗氧化成分，黑芝麻也屬於這類抗老食材之一。它的維生素E、芝麻素、芝麻木酚素和花青素等成分豐富，有**改善白髮的功效**。黑芝麻一旦氧化就會失去功效，所以請在食用前再加入。另外，洋蔥皮也富含一種名為槲皮素的類黃酮，可促進色素細胞活絡。市面有販售將洋蔥皮磨成粉的產品，請加入湯裡食用。

甜橙〔精油〕

穩固新長出來的頭髮，防止掉髮

想讓新長出來的頭髮強健，牢牢附著頭皮，減少掉髮，甜橙精油在這時就能派上用場。它所含的檸檬烯有提高保濕力、讓新生的頭髮牢固生長、防止氧化的作用。

使用時，可在手掌上倒入三至五毫升的基底油，再滴幾滴甜橙精油混合後按摩頭皮。不只甜橙，柑橘類的果皮都含有豐富的營養成分，所以也可以用檸檬、柚子等其他柑橘類的精油替代。

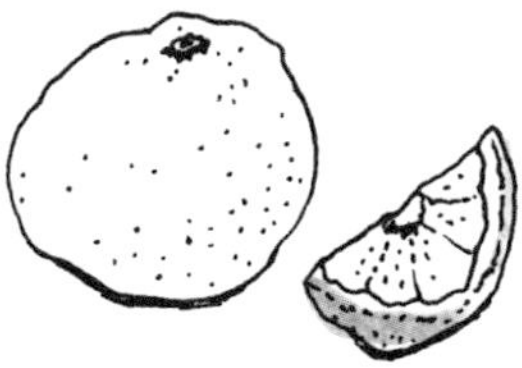

玫瑰草、依蘭〔精油〕

使容易泛油的頭皮清爽乾淨

玫瑰草也經常使用在油性肌膚的化妝水裡。它有調理皮脂平衡、賦予細胞活力的作用，因此很適合用於頭皮保養。想讓髮質變好、避免頭皮屑產生，可在洗髮精中滴兩到三滴精油使用，或加入頭皮保養品中用來按摩。依蘭精油還有強健頭髮和調節皮脂平衡的功用，所以也建議大家混合使用，讓新長出來的頭髮能強健生長。

天然藥物列表

- 馬尾草
- 紫蘇油
- 月見草
- 大麻籽
- 黑芝麻
- 洋蔥皮
- 甜橙
- 玫瑰草
- 依蘭

用天然藥物營造舒適空間

精油也經常用來保持廚房等空間的清潔，並且在窗簾或沙發等的抗菌和除臭上也能派上用場。

抗菌效果極佳、香味清新的精油

在處理食物的場所，我希望使用即便入口也安心的抗菌除臭噴霧。這時最適合使用的，就是有極佳抗菌效果的胡椒薄荷精油。帶有清涼感的薄荷醇，不但可以擊退細菌，還可讓人沉浸在清爽的香氣中。除了有殺菌作用，還有極佳的抗菌、抗病毒功效，所以也能用於漱口水等。

製作除臭噴霧時，請準備無水酒精和純水（請參照二十三頁）。精油的部分，可以將胡椒薄荷精油和檸檬精油混合。檸檬有極佳殺菌效果，光是將擠出的檸檬汁淋在生蠔上，就可以消滅九九．九%的細菌，所以檸檬精油的抗菌作用也相當好。胡椒薄荷和檸檬兩種精油可以二：一的比例混合。

例如，要製作一百毫升的噴霧，是在十毫升的無水酒精中加入十四滴胡椒薄荷精油和大約七滴檸檬精油，混合後，再加入九十毫升的純水就完成。

除臭噴霧除了用於廚房和房間，還可用於垃圾桶除臭等等。

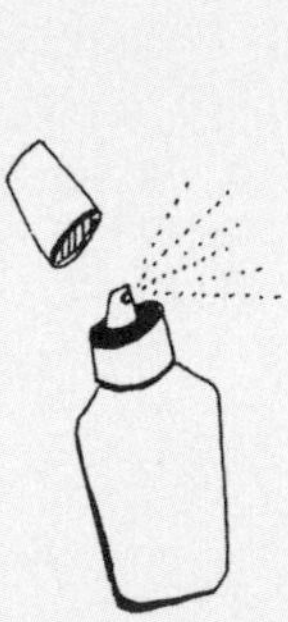

植物索引

本書介紹了許多藥用植物，本篇彙整出其主要成分和效果功用。每一種植物都含有多種成分，當中也有本書未完整介紹的功效。表格最右欄列有介紹該植物的頁數，請對照參考。

【關於用語】

●適應原作用

文章中不時出現的「適應原香藥草」，是指該種植物可提升精神和身體的抵抗力，因應疲勞產生的壓力。而且不是只有單向作用，而是有雙向調節、保持平衡的作用，例如高血壓時降低血壓，低血壓時提升血壓。具有「適應原作用」的植物會標註在表格的效果功用欄中。

●類雌激素作用、類黃體素作用

雌激素是促進排卵和受精所需的荷爾蒙，能讓體態女性化，為懷孕進行準備。黃體素是排卵後準備受精，使身體容易受孕的荷爾蒙，可支援身體保持懷孕狀態。這兩種荷爾蒙合稱為女性荷爾蒙。在植物成分中有類似這些荷爾蒙作用的植物，書中會將它們標註為有「類雌激素作用」或「類黃體素作用」。

	香藥草名／科名	主要成分	主要效果功能	頁數
ㄅ	**百里香** 唇形科	百里酚、異丙基甲苯	抗真菌、抗病毒、殺菌	P30-31 P32-33 P60-61 P92-93
	白蘿蔔 十字花科	維生素 C、澱粉酶	促進消化、消除浮腫、健胃	P34-35 P36-37 P44-45
	八丁味噌	褐色色素、酵素、維生素	防止脂質過氧化、防止老化	P42-43 P58-59
	芭樂 桃金孃科	多酚	改善血糖值	P98-99
ㄆ	**枇杷葉** 薔薇科	苦杏仁苷、果膠	強健、消除疲勞	P32-33 P164-165
	菩提樹 椴樹科	類黃酮、醣苷	鎮靜、利尿	P70-71
	啤酒花 大麻科	單寧、類似雌激素的物質	鎮靜、收斂、類雌激素作用	P138-139 P146-147
ㄇ	**迷迭香** 唇形科	α- 蒎烯、桉油醇	促進血液循環、止痛、利尿	P30-31 P50-51 P86-87 P108-109 P110-111 P152-153
	梅子 薔薇科	檸檬酸、苦味酸 精油：聚乙炔	促進消化吸收、消除疲勞、 抗菌、防腐	P34-35 P52-53 P58-59 P70-71 P72-73 P162-163
	馬尾草 木賊科	生物鹼、二氧化矽、 單寧、類黃酮、礦物質 （矽酸、鉀、鋁、鎂鹽等）	利尿、收斂作用	P38-39 P168-169
	馬鬱蘭 唇形科	松油烯 -4 醇、γ- 松油烯	促進血液循環、鎮靜	P54-55

香藥草名／科名	主要成分	主要效果功能	頁數
ㄉ **冬瓜** 葫蘆科	多酚、維生 C、鉀	由內到外溫暖身體	P28-29
德國洋甘菊 菊科	甜沒藥萜醇氧化物 A (Bisabolol oxide-A)、母菊天藍煙、甘菊藍、多酚	香藥草：鎮靜、抗發炎 精油：止痛、抗過敏	P38-39 P62-63 P66-67 P82-83
冬青 杜鵑花科	水楊酸甲酯	止痛、鎮痙	P50-51 P84-85 P86-87 P88-89
杜松 柏科	α- 蒎烯、月桂烯	血液淨化、解毒、利尿	P50-51 P70-71 P152-153
大麻籽 大麻科	胺基酸、α- 次亞麻油酸、亞麻油酸	預防動脈硬化、抗過敏	P62-63 P168-169
大蒜 百合科	大蒜素	抗氧化、促進新陳代謝、消除疲勞	P72-73 P132-133 P142-143
丁香 桃金孃科	丁香油酚	抗菌、抗病毒作用	P78-79
大豆 豆科	胺基酸、異黃酮	燃燒體脂肪、預防動脈硬化	P102-103
斗篷草 薔薇科	單寧、水楊酸、皂素	類黃體素作用	P117 P138-139
杜仲茶 杜仲科	木酚素化合物、鐵、鋅	鎮靜、排泄作用	P154-155
ㄊ **甜橙** 芸香科	d- 檸檬烯、正辛醇	鎮靜作用、溫暖	P46-47 P168-169
天竺葵 牻牛兒苗科	香茅醇、香葉醇	皮膚再生、調節內分泌、抗發炎	P104-105 P150-151 P164-165

香藥草名／科名	主要成分	主要效果功能	頁數
檀香 檀香科	α- 檀香醇、(z)-β- 檀香醇	催情、鎮靜、消除淋巴阻塞	P120-121
ㄋ **檸檬** 芸香科	檸檬烯、β- 蒎烯	強健、降血壓、溫暖身體	P30-31 P34-35 P72-73 P170
牛蒡 菊科	葉：牛蒡葉多酚、蜂斗菜酮 根：菊糖、單寧、多酚類	血液淨化、解毒、抗菌	P36-37 P42-43 P60-61 P106-107
南非醉茄 茄科	苦味的生物鹼	鎮靜、強健身體	P66-67 P72-73
檸檬香茅 禾本科	香葉醇、檸檬醛	抗真菌、抗菌、抗病毒	P91
南瓜籽 葫蘆科	鈣、礦物質、Omega-3	防止老化、改善頻尿、消除疲勞	P94-95
檸檬馬鞭草 馬鞭草科	檸檬醛、香葉醇	鎮靜、健胃作用、促進消化	P104-105 P146-147
南瓜 葫蘆科	胡蘿蔔素、鉀	促進頭髮和肌膚再生、抗氧化、預防便秘	P134-135
ㄌ **羅文莎葉** 樟科	桉油醇、β- 蒎烯	抗感染作用、抗病毒	P34-35
蓮藕 蓮科	鉀、維生素 C	止咳、止血、改善宿醉	P36-37 P42-43
羅漢果 葫蘆科	葡萄糖、果糖	鎮咳、改善便秘	P38-39
蘆筍 百合科	維生素、天門冬胺酸	消除疲勞、增強體力	P74-75
藍莓 杜鵑花科	花青素、類黃酮	保護微血管	P76-77

香藥草名／科名	主要成分	主要效果功能	頁數
蘆薈 阿福花亞科	蘆薈素、蘆薈甘露聚糖	鎮靜止痛、抑制酵素活性、消化吸收	P80-81 P156-157
辣木 辣木科	二十二酸、維生素C、維生素B	預防皺紋、護膚、養髮、保濕	P82-83
里芋 天南星科	半乳聚醣、澱粉、鉀	強化肝臟和腎臟	P84-85 P88-89 P130-131
琉璃苣油 紫草科	γ- 次亞麻油酸	抗發炎、緩和經前症候群、預防阿茲海默症、過敏體質	P116
ㄍ **葛** 豆科	大豆苷元、大豆苷	促進血液循環、降低膽固醇	P28-29
光皮木瓜 薔薇科	維生素 C、單寧、檸檬酸	消除疲勞、美白、改善浮腫、預防傳染病	P36-37
高麗菜 十字花科	維生素 U、維生素 C	修復胃黏膜	P40-41 P42-43
甘酒	維生素 B1、葉酸、胺基酸	消除疲勞	P68-69
高麗蔘 五加科	皂素、固醇	適應原作用、強健、類雌激素作用	P74-75 P120-121 P124-125
古巴香脂 豆科	β- 石竹烯、α- 葎草烯	抗發炎、抗菌	P88-89 P110-111
枸杞葉 茄科	鉀、芸香苷、維生素	預防動脈硬化、強化肝功能	P106-107 P152-153
廣藿香 唇形科	廣藿香醇	抗菌、催情作用	P120-121
柑橘 芸香科	單萜烯碳氫化合物、檸檬烯	提升活力、促進食欲、皮膚再生	P138-139 P150-151
ㄎ **苦瓜** 葫蘆科	苦瓜素、β- 胡蘿蔔素	預防糖尿病、預防高血壓	P68-69

香藥草名／科名	主要成分	主要效果功能	頁數
茴香 繖形科	t- 茴香腦、檸檬烯	類雌激素作用、催乳、解毒	P134-135 P158-159
ㄐ **接骨木花** 忍冬科	精油：類黃酮 果膠、黏液、醣類	發汗、利尿、抗過敏	P30-31 P60-61 P126-127
薑（食材） 薑科	薑酚、薑辣素	發汗、健胃、止吐	P34-35 P46-47 P52-53 P58-59 P118-119 P126-127
菊芋 菊科	菊糖、果膠	調節血糖上升、改善便秘、排出老廢物質	P44-45 P98-99 P154-155
加納穀物 豆科	5- 羥基色胺酸	止痛、舒緩壓力	P48-49
薑（精油） 薑科	α- 薑黃素、6- 薑辣素	健胃、止痛、促進血液循環	P52-53 P118-119 P126-127
薑黃 薑科	薑黃素、澱粉	強肝、利尿	P70-71
菊花 菊科	羧酸、鼠李糖葡萄糖苷	改善眼睛疲勞	P76-77
金盞花 菊科	類黃酮、類胡蘿蔔素	消炎、淡化疤痕	P82-83 P156-157
薺菜 十字花科	膽鹼、乙醯膽鹼、芸香苷、香草酸、類黃酮、樟腦	止血、利尿、解熱	P114-115
積雪草 繖形科	積雪草苷、羥基苷	抗發炎、強健、促進血液循環	P162-163 P166-167
ㄑ **秋葵** 錦葵科	半乳聚醣、果膠、β- 胡蘿蔔素	整腸、免疫刺激、保持黏膜和皮膚健康	P40-41
青花菜 十字花科	花青素、類黃酮	保護微血管	P46-47 P78-79

香藥草名／科名	主要成分	主要效果功能	頁數
香茅 禾本科	香葉醇、莰烯	刺激作用	P91
萱草 萱草亞科	天門冬胺酸、離胺酸	幫助入眠、改善睡眠品質	P106-107
西洋蓍草 菊科	異戊酸、香豆素	止血、類黃體素作用	P117
小白菊 菊科	倍半萜內酯、單寧、苦味樹脂、除蟲菊素	消炎、放鬆	P118-119
纈草 敗醬科	纈草素	鎮靜和鎮痙	P140-141
ㄔ **橙花** 芸香科	芳樟醇、檸檬烯	鎮靜和喚醒中樞神經、強健神經、抗憂鬱、催眠作用、強化皮膚、催情	P120-121 P144-145 P166-167
ㄕ **柿葉** 柿樹科	單寧、維生素 C	預防高血壓、預防動脈硬化、美白	P60-61 P100-101 P154-155 P158-159
山菊 菊科	吡咯里西啶生物鹼	解毒	P80-81 P90
山金車 菊科	堆心菊靈、百里酚	抗發炎	P86-87
聖羅勒 唇形科	熊果酸、迷迭香酸	適應原作用	P88-89
山楂 薔薇科	酚酸、類黃酮苷	促進血液循環（尤其是心肌和冠狀血管）	P94-95 P104-105
鼠尾草 唇形科	類似雌激素的物質、山梨酸、鼠尾草酸、類黃酮、單寧、酚酸	類雌激素作用、收斂作用	P102-103
聖潔莓 馬鞭草科	生物鹼、環烯醚萜苷	調節荷爾蒙分泌、類黃體素作用	P104-105 P114-115 P122-123

香藥草名／科名	主要成分	主要效果功能	頁數
絲柏 柏科	α- 蒎烯、3- 蒈烯	消除淋巴滯留、消除靜脈曲張和靜脈血流滯阻、改善血液循環	P50-51 P84-85 P110-111 P152-153
三七 五加科	皂素、GABA	促進血液循環、抗氧化	P98-99 P154-155
洋甘草 豆科	皂素、類黃酮	抗過敏、類荷爾蒙作用	P40-41 P122-123
柚子 芸香科	檸檬烯、γ- 松油烯	促進血液循環、調節自律神經	P46-47 P54-55 P104-105 P110-111 P138-139 P140-141 P146-147 P158-159
洋蔥 石蒜科	醣類、磷、維生素 B 群、二烯丙基硫化物	消除疲勞、防止躁鬱、健胃	P72-73 P132-133
印度苦楝 楝科	印楝素	淨化、防蟲	P91
銀杏葉 銀杏科	黃酮配醣體、銀杏內酯	血管擴張、抗氧化	P94-95 P108-109
依蘭 番荔枝科	大根香葉烯 D15%、金合歡烯 9%	抗氧化、催情、調節荷爾蒙平衡	P100-101 P120-121 P168-169
薏仁 禾本科	薏仁酯	改善疣和膿皰	P156-157
洋蔥皮 石蒜科	槲皮素	抗氧化、抑制脂肪吸收	P168-169
蕪菁 十字花科	澱粉酶、異硫氰酸酯	殺菌、促進食欲、促進消化	P44-45
舞菇 薄孔菌科	維生素、礦物質、β- 葡聚醣	提升免疫力、抗氧化、鎮靜	P66-67

Cosme Kitchen 的香草藥局

2014年4月，我和 Cosme Kitchen 合作設立了心心念念的香草藥局（Herboristerie），商品系列也持續增加中，我們希望將它打造成像法國的香草藥局一樣，可以因應各種身體不適。

敦子企畫

西番蓮
可放鬆精神及助眠的香藥草，可在睡眠品質不佳時使用。100g 2,808日圓

for woman
可有效因應月經週期紊亂、經前症候群等女性困擾的混合香藥草。30g 3,024日圓

for body & mind
感覺身體和精神有壓力時使用，是可有效幫助恢復疲勞和體力的混合香藥草。30g 3,456日圓

Inner warmth
可幫助全身血液循環，讓身體溫暖，是對寒冷和水腫有效的混合香藥草。30g 3,024日圓

TGP premium
打造適孕體質，且對孕期、經前症候群、生理週期混亂、更年期都有效的混合香藥草。30g 4,536日圓

銀杏
有促進微血管血液循環的功效，可用於提升專注力和加強記憶力。100g 2,808日圓

纈草
失眠時可飲用。味道醇厚，帶點甜味，開車前請勿飲用。100g 2,808日圓

紫錐花
提升免疫力，輔助每天的活力。感冒時請及早飲用。100g 2,808日圓

香蜂草
「溫和的鎮靜劑」，是法國女性的常備藥。100g 2,808日圓

馬尾草
可以強韌頭髮、指甲，預防白髮。因為含有矽，對美膚也有效果。100g 2,808日圓

〔母酊〕

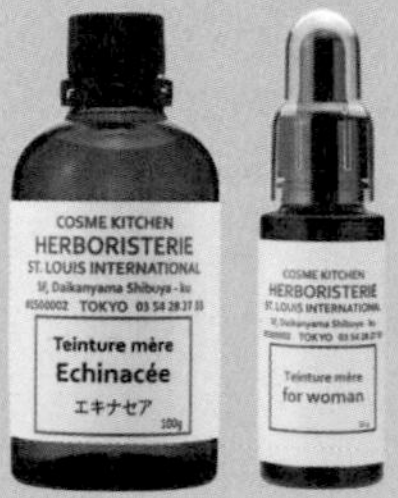

又稱爲酊劑，爲香藥草浸泡液。目前有12種銷售中。

積雪草
連世界衛生組織（WHO）都認證有效，對美容、提升免疫力和記憶力有效的香藥草。100g 2,808日圓

聖約翰草
有憂鬱症狀或心情低落時請飲用。一杓溶於一杯水（120ml）中飲用。100g 2,808日圓

※ 價格全都是含稅價。
※ 商品資訊截至 2021 年 4 月。

紫錐花
可提升免疫力。一旦出現感冒症狀，建議盡早飲用香藥草茶。100g 3,456日圓

聖潔莓
有調節荷爾蒙的作用，能處理經痛、經前症候群、月經失調、無月經症和更年期障礙等女性困擾。100g 2,808日圓

藍莓葉
富含多酚，最適合用來保養隨年紀變化的身材。70g 2,700日圓

紅葡萄葉
可促進血液循環、改善手腳冰冷。和紫錐花混合飲用效果更佳。70g 2,700日圓

香蜂草
可溫和調節女性生理週期和心理不適。和覆盆子葉混合還可用於備孕。50g 2,052日圓

覆盆子葉
有「順產茶」之稱，經常用於備孕、生產後期和哺乳中。推薦給所有女性。70g 2,808日圓

〔草本茶〕

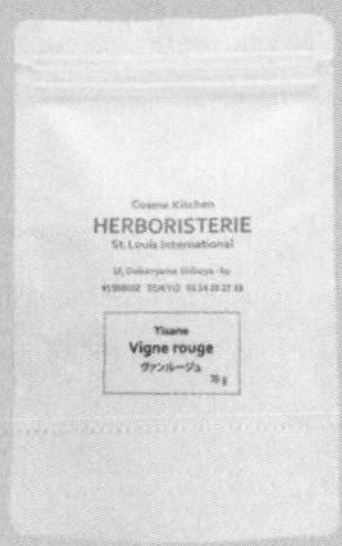

乾燥香藥草茶。六種販售中。

月見草
γ-次亞麻油酸豐富，有效提升代謝。推薦給二十～三十歲年齡層的女性。90粒 4,320日圓

琉璃苣〔玻璃苣〕
富含γ-次亞麻油酸，有助四十歲以後的女性調節、平衡荷爾蒙，適合更年期照護。90粒 4,320日圓

〔油狀膠囊〕

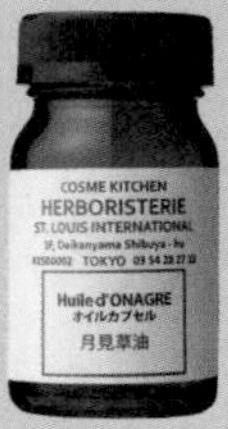

將萃取自植物的油裝入膠囊的產品。

〔香氛油〕

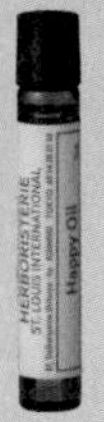

以滾珠形式塗抹的香氛油，能讓人感到幸福和放鬆。
9ml 2,530日圓

Happy Oil
混合了天竺葵、芳樟葉、薰衣草、玫瑰草、胡椒薄荷等香藥草。用香味安撫容易不安的女性身心。

洽詢：Cosme Kitchen ☎ 03-5774-5565

有機的私密處保養品

INTIME ORGANIQUE by le bois, INTIMERE

「Intime」在法文中指的是私密處，我設計打造的這系列產品也是為保養私密處。日本人對於私密處保養還不太熟悉，我希望大家更重視及呵護自己的身體和性的部分。

敦子企畫

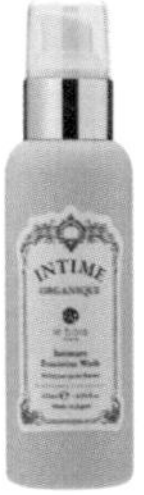

INTIME ORGANIQUE

INTIME
女性沐浴劑

私密處專用清潔液。不刺激，給予肌膚保濕防護，清潔私密處，防止味道、濕悶和搔癢。120ml 2,200日圓

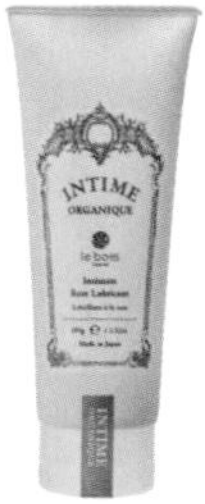

INTIME ORGANIQUE

INTIME
玫瑰乳液

溫柔呵護女性的潤滑乳液，成分有大馬士革玫瑰和金盞花。質地濃稠卻不黏膩，保持私密處的滋潤。100g 3,300日圓

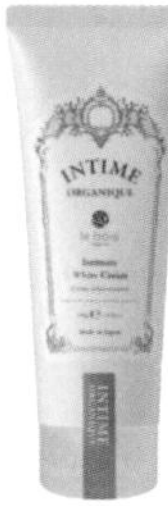

INTIME ORGANIQUE

INTIME
美白霜

保養私密處、腋下、乳頭等黑色素的保濕美白霜。成分有米糠、魚腥草等，使肌膚明亮。100g 2,860日圓

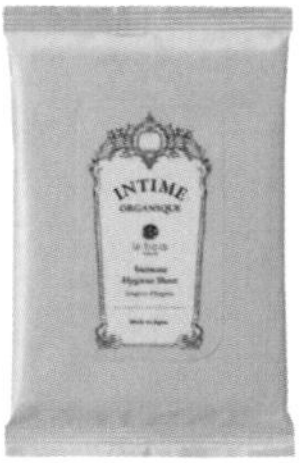

INTIME ORGANIQUE

INTIME
面紙

何時何地都能清爽擦拭，第一個得到有機認證、可丟入馬桶沖走的私密處專用面紙。生理期或感到濕悶時使用。12張　1,650日圓

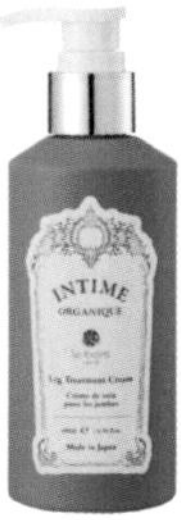

INTIME ORGANIQUE

腿部
護理霜

舒緩因血液循環不良及寒冷造成的腿部浮腫和疲累，可緊實浮腫的肌膚。200ml 4,950日圓

※ 價格全都是含稅價。
※ 商品資訊截至 2021 年 4 月。

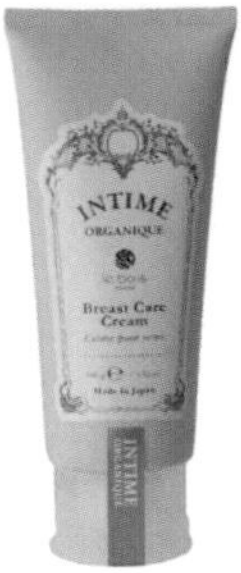

INTIME ORGANIQUE

美胸霜

能幫助女性維持美麗胸線，使用有機原料的美胸霜。包含嚴選的數種植物萃取物，給予胸部緊緻與彈性。100g 6,600日圓

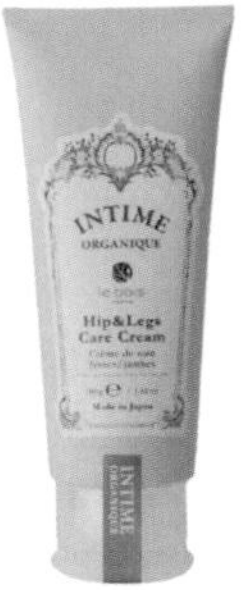

INTIME ORGANIQUE

臀部&腿部護理霜

針對腿部和臀部困擾的美體霜，所含的銀杏、丁香、黃蘗、西洋白柳等成分能有效舒緩浮腫、手腳冰冷和橘皮組織。100g 5,500日圓

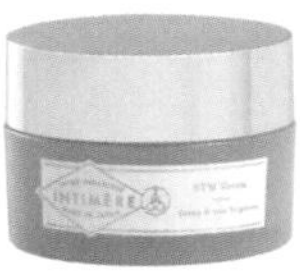

INTIMERE

STM妊娠霜

預防產後妊娠紋所需的保濕霜。加強肌膚的柔軟性和再生力，以因應肌膚劇烈的伸展。100g 6,600日圓

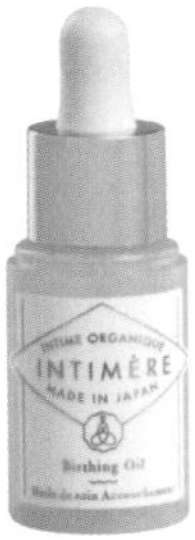

INTIMERE

泡澡精油

溫柔呵護產後的私密處。懷孕32週之後即可用來按摩會陰部位，藉此預防生產時的裂傷，幫助產後復原。30ml 11,000日圓

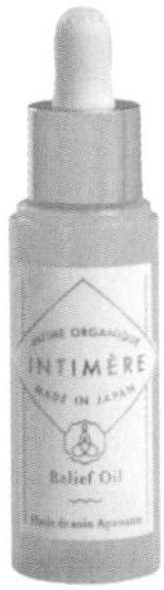

INTIMERE

放鬆精油

舒緩產後等身體疼痛的精油。澳洲尤加利、迷迭香和丁香可舒緩深處的疼痛。50ml 8,800日圓

洽詢：ST. LOUIS INTERNATIONAL ☎ 0120-550-626

推薦的精油品牌 敦子精選

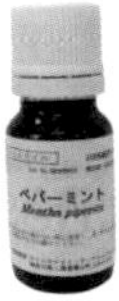

zefi:r

法國最高品質的精油，獲得日本厚生省認證，可做為食品添加物使用。戀香房：http://www.nammy-net.com/koikoubou/

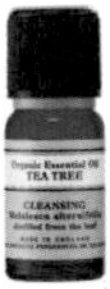

尼爾氏香芬庭園

英國開設的第一家天然藥劑店家。尼爾氏香芬庭園 ☎ 0120-554-565

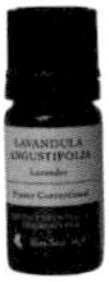

Mont Saint Michel

值得信賴的廠商，在法國，醫生會用於開立處方，也會用於醫療中。SANRITSU ☎ 0120-082-101

天然藥物推薦

這一篇要為大家介紹我們家廚房常備的食材、調味料、茶飲，包括感冒時的至寶吉野葛、便於在日常飲食中攝取 Omega-3 的紫蘇油和大麻籽油、礦物質豐富的天然鹽等。其中也包括向南雲醫師請教的，預防癌症飲食的推薦食材。

敦子精選

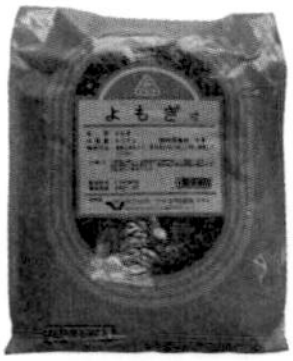

艾草 條狀

艾草在漢方稱為艾葉，可溫熱及淨化身體。我都是在老字號的「內田（UCHIDA）和漢藥」購買。500g 現價／內田和漢藥

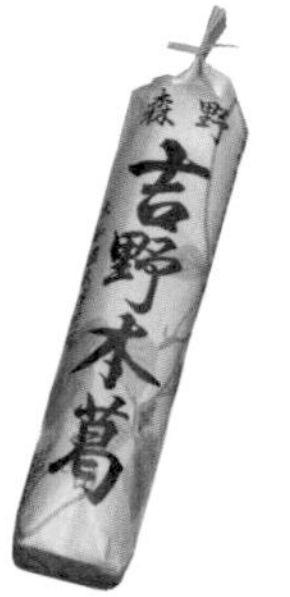

森野吉野本葛

吉野的本葛可溫熱身體，有療癒的效果，所以建議感冒初期或寒冷季節可先備於家中。180g 1,080日圓／森野吉野本葛

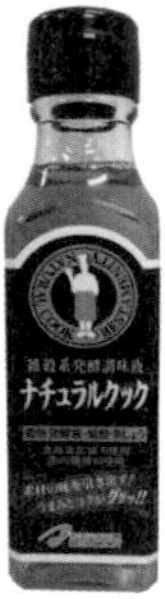

天然調味料

利用魚醬、日式燒酒、穀物發酵液混合後的發酵力，提出材料本身的鮮甜。推薦給想減鹽和減糖的人。120g 594日圓／BEST AMENITY

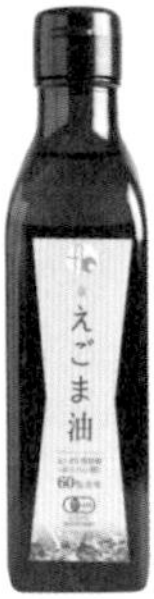

紫蘇油

請多在晚餐時攝取有助抗血管老化的紫蘇油。它含有57%抗發炎效果的Omega-3脂肪酸。由南雲醫生所推薦。180g 1,944日圓／ajitoscience

※ 價格全都是含稅價。
※ 商品資訊截至 2021 年 4 月。

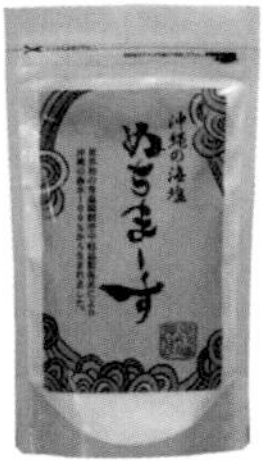

生命之鹽（nuchimasu）

生命之鹽是來自沖繩的海鹽品牌，礦物質含量豐富。鹽分比精鹽少25%，是我們家烹調時必備的調味料。250g 1,080日圓／生命之鹽

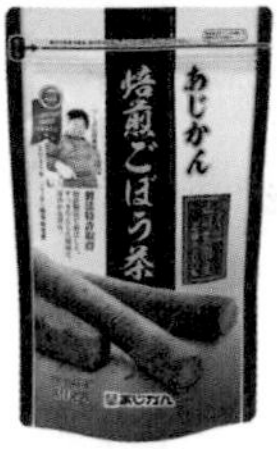

筑波山崎農園產味堪焙煎牛蒡茶

歐洲人也常攝取的牛蒡擁有豐富的多酚，當茶飲服用既方便，又可以排毒和抗老。2g×30包入 3,702日圓／味堪

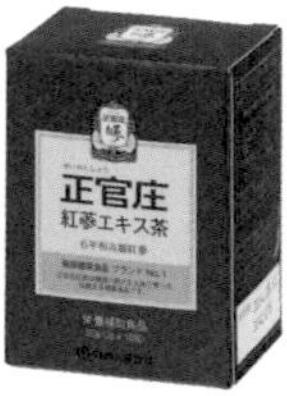

正官庄紅蔘萃取茶

關鍵時刻飲用的高麗蔘。它能調節荷爾蒙平衡，很適合女性。做成茶飲方便飲用。3g×10包入 4,320日圓／正官庄

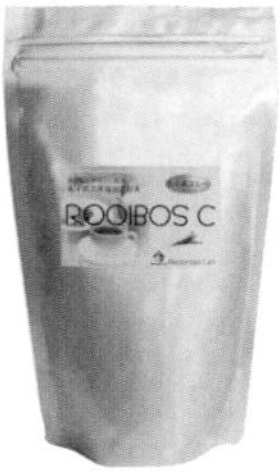

南非國寶C茶粉

南非國寶茶無咖啡因又有紅色多酚，當我想放鬆時就會飲用。這是粉末狀的茶，很容易沖泡。300g 2,916日圓／ASCORBIO研究所

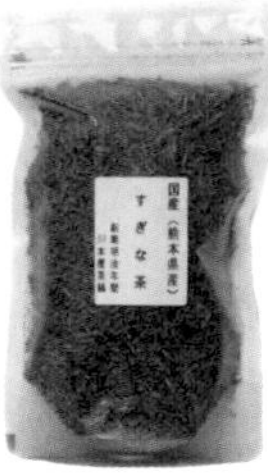

馬尾草茶

老字號的川本屋茶舖販售許多品質良好的香藥草茶。除了馬尾草茶，我還愛喝有機黑豆茶、柿子葉茶、枸杞葉茶、杜仲茶和桑葉茶等。100g 2,160日圓／川本屋茶舖

洽詢

味堪 0120-877-550
※營業時間9:00～21:00
ajitoscience 0120-523-524
ASCORBIO研究所 ☎086-201-0325
內田和漢藥 ☎03-3806-4141
（顧客諮詢中心）
川本屋茶舖 ☎045-261-7652
正官庄 ☎0800-333-5524
生命之鹽 ☎098-983-1140
BEST AMENITY 0120-580-359
※營業日時間9：00～17：00（例假日除外）
森野吉野葛本舖 ☎0745-83-0002

後記

每個季節我們家都會收到大量的蔬菜和味噌，春秋之際也會收到酵素。這些手作食品，全都來自我住在愛知縣豐橋市鄉村的父母。每次打開父母寄送的食材，扎根大地生長的自然植物和泥土芳香，瞬間撲鼻而來。

從孩提時代開始，我就大量領受到這分大自然的恩惠和情感，對這些豐澤深懷感恩。即將迎接八十歲的雙親，身體至今依舊硬朗，也都多虧這些日常飲食和照護。

在法國學習植物療法聽起來好像很時髦，然而我的根是日本的大自然。每次回到老家，我依舊感受到雙親和附近爺爺奶奶對我的熱情關照，他們總擔心我的健康說：「敦子啊，植物療法那些流行的東西很好，但還是要好好吃這個味噌喔。」

植物療法用科學、化學的角度解釋這些自古留下的智慧，學得愈深入，我愈覺得正確理解身體原有的感覺真的很重要。超越人類智慧的自然機制實在令人驚奇。我也感覺到，對於自然一直心存感謝的日本人來說，是有一種屬於我們的植物療法。

化學藥物也有其重要性，不過在依賴那些藥物之前，有許多可自行從生活中攝取植物能量做到的自我保養。我秉持這樣的想法，將此書主題定為「來自大自然的藥物」，希望本書的內容有助於舒緩和預防大家現在既有的症狀。

最後，除了由衷感謝閱讀本書的各位讀者，我還想感謝在我寫書時，讓我照顧她生產的小雪小姐、書中提及的植物療法大師阿爾納教授、給我機會和照護第一線合作的醫療法人社團八千代會姜慧副理事長、讓我了解預防重要性的南雲吉則醫生、心靈之友桐島洋子小姐、岡田 sayori 小姐、盡心在日本推動香草藥局普及的 Cosme Kitchen 小木充先生、惠我良多的 nanadecor 神田惠實小姐、WANI BOOKS 的青柳有紀小姐、川上隆子小姐以及作家高見澤里子小姐。另外，我也想向一直支持我的工作人員新井 miho 小姐和我的家人表達感激之情。

二〇一六年四月　森田敦子

日本第一植物療法師的天然家庭藥方：
40種常見食材、100種香藥草、精油，解決你70種日常健康需求
自然ぐすり：植物や食べものの手当てでからだとこころの不調をととのえる

作　　者　森田敦子
譯　　者　黃姿頤
編　　輯　李靜宜、張海靜
封面設計　呂德芬
行銷業務　王綬晨、邱紹溢
行銷企畫　曾志傑
副總編輯　張海靜
總 編 輯　王思迅
榮譽顧問　郭其彬
發 行 人　蘇拾平
出　　版　如果出版
發　　行　大雁出版基地
地址　台北市松山區復興北路333號11樓之4
電話　02-2718-2001
傳真　02-2718-1258
讀者傳真服務　02-2718-1258
讀者服務信箱E-mail　andbooks@andbooks.com.tw
劃撥帳號　19983379
戶名　大雁文化事業股份有限公司
出版日期　2021年10月初版
定　　價　400元
I S B N　9789860698985

歡迎光臨大雁出版基地官網
www.andbooks.com.tw
訂閱電子報並填寫回函卡

國家圖書館出版品預行編目(CIP)資料

日本第一植物療法師的天然家庭藥方：40 種常見食材、100 種香藥草、精油，解決你 70 種日常健康需求 / 森田敦子著；黃姿頤譯. -- 初版. -- 臺北市：如果出版：大雁出版基地發行, 2021.10
面；　公分
譯自：自然ぐすり：植物や食べものの手当てでからだとこころの不調をととのえる
ISBN 978-986-06989-8-5(平裝)
1. 自然療法 2. 藥用植物
418.99　　110014725